Mastering Portable
Chest X-ray
in 7 Days

本当は教わりたかった

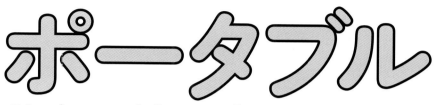
ポータブル
胸部X線写真の読み方

サクッと読めて，ガツンとわかる7日間特別講義

編集◉松本純一
聖マリアンナ医科大学 救急医学 救急放射線部門

執筆◉細井康太郎
　　　松本純一
　　　三浦剛史

執筆協力◉齋藤 威
　　　　　原口貴史
　　　　　大出 創

メディカル・サイエンス・インターナショナル

Mastering Portable Chest X-ray in Seven Days
First Edition
Edited by Junichi Matsumoto

©2019 by Medical Sciences International, Ltd., Tokyo
All rights reserved.
ISBN 978-4-8157-0168-0

Printed and Bound in Japan

編者序

MAKE PORTABLE CHEST X-RAY GREAT A BIT !!!
(Junichi Matsumoto, MD, PhD, 2019)

　みなさん，はじめまして！　松本純一です。「サクッと読めて，ガツンとわかる」を目指したこの本，『本当は教わりたかった　ポータブル胸部X線写真の読み方』へようこそ！

　この本をお読みいただこうとしているみなさんにはいろいろな方がいらっしゃるでしょう。少し読影に自信がついてきたけれど，もっと読めるようになりたい方，ゼロから出発しようとしている方，はたまた医師だけではなくて胸部写真に興味を持っていただいた看護師や放射線技師の方。さまざまな職種の方，目的の方に向けてこの本は書かれています。

　ポータブル胸部写真っていうけど，ちょっと難しいんじゃない？　と思われている方，そんな心配はいりません。読影に慣れている方には新しいエッセンスを，はじめてに近い方にもポータブル胸部写真に少しでも慣れ親しんでいただきたいという，われわれの想いを込めています。しかも，ただ読みやすいだけではなく，ちょっと調べたいときにも探しやすく，しかもしっかりと理解できるように構成しました。それこそが「サクッと読めて，ガツンとわかる（理解できる）」の所以です。

　目次を見ていただいて，興味あるページから読んでいただいても構いませんが，1日目から読んでいくことで重要なポイントをつかみながら進んでいくことができます。

　ちなみに，表題の"MAKE PORTABALE CHEST X-RAY GREAT A BIT !!!"，どこかで聞いたことがあるような文言です。要はもう一度，ポータブル胸部写真の重要性をしっかり考えてみよう，という気持ちを込めています。

　さあ，みなさん，私と一緒に胸部ポータブルの世界へ出発しましょう！

2019年9月

松本"DJ"純一

序文にかえて
～K太郎からのメッセージ～

はじめまして！

この本を手に取っていただいているあなたはきっと画像診断をもっともっと自分の身近にしたい，読めるようになりたい，臨床に役立てたいと考えていらっしゃることでしょう。

医師，看護師，診療放射線技師，いろいろな方がいらっしゃると思います。

かくいう私もそのなかの一人の医師です。

みなさんのなかで，胸部ポータブルの位置づけってどのようなものでしょうか。

医師「胸部ポータブルって正直よくわからない，画像もあまり良くない，だけど何となく手軽だからとりあえずやっておこう」

看護師「今日もこの患者さん胸部ポータブル撮るって送りであったなあ。なんで毎日撮るんだろ」

診療放射線技師「うーん，カテーテルやチューブがたくさんで体位も上手く取れないからまっすぐ撮れてないけど，まあいいでしょ」

そんなわけないでしょ！　とお考えのみなさん，申し訳ありません。でも意外とこういった思考の方って多いと思うのです。

考えてみてください。例えば，ICUで重症患者さんはカテーテルやチューブ類がたくさんあって，移動も大変だし，それに伴うリスクもでてきますよね。そういったケースで，適切な画像（胸部ポータブル）を撮影して，適切に解釈して，適切な治療につなげることができたら，すごい武器になると思いませんか。

これを成し遂げるには，医師，看護師，診療放射線技師，その他の人々がそれぞれの役割を理解し，協力しなくてはいけません。医師はできた画像を評価するだけではなく，撮影に立ち会ったり（撮影の苦労を知ったり），画像の質を診療放射線技師とディスカッションしたりフィードバックしなくてはいけません。

医師である私は加えて，DJと画像を勉強することで，少しずつですが，臨床に役立てることができるようになってきた気がします。

また，ご安心ください。この本は医師だけでなく看護師や診療放射線技師の方に読んでいただいても理解していただけるように構成され，明日からの臨床に役立てていくことができるようになっています（そうなっているはずです！）。

さて，半人前の私が偉そうなことを言って，前置きが長くなってしまいましたが，DJが首を長くして待ち構えていますので，早速1日目の扉を開けに行きましょう!!

「DJ！　よろしくおねがいしまーーーーーす！」

細井 K 太郎

執筆者・執筆協力者一覧

●執筆者　　　**細井康太郎**　　聖マリアンナ医科大学 放射線医学

　　　　　　　　松本　純一　　聖マリアンナ医科大学 救急医学 救急放射線部門

　　　　　　　　三浦　剛史　　東京女子医科大学八千代医療センター 画像診断・IVR科

●執筆協力者　**齋藤　威**　　　獨協医科大学 救急医学講座

　　　　　　　　原口　貴史　　聖マリアンナ医科大学 放射線医学

　　　　　　　　大出　創　　　聖マリアンナ医科大学 放射線医学

登場人物紹介

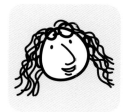

DJ
救命救急センター所属の画像診断医で25年目の医師。K太郎にとってはとても頼りになるドラえもんのような存在（体型も）。

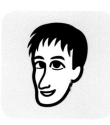

K太郎
救命救急センター所属で画像診断に興味のある5年目の医師。ちょっとできる気になっているが，実力はそれほどでもない。困ったときのDJ頼みが悪い癖。

目次

1 日目 読影手順および CT と対比した正常像の理解 ... 1

症例 ... 2

はじめに ... 3

7 ステップアプローチ ... 4

1. 名前と撮影日時── 4
2. 体位と向き── 5
   RAO（右前斜位），LAO（左前斜位）に注意── 9
3. カテーテル・チューブ類の位置と合併症── 10
4. 肺底域の透過性── 10
5. 心臓背側の透過性── 12
6. 浸潤影の有無── 12
7. 過去画像との比較── 13

CT と対比し，正常像を理解する ... 14

1. 傍脊椎線── 14
2. 下行大動脈辺縁── 14
3. 横隔膜上縁── 16
4. 心辺縁── 16
5. 肺底部傍椎体領域の透過性── 16
6. 心臓の裏── 17

解答・解説 ... 21

2 日目 カテーテル・チューブ類 ... 23

症例 ... 24

はじめに ·· 26

高頻度に留置されるカテーテル・チューブ類の正しい留置位置と合併症 ··· 27

 1. 気管内チューブ── 27

 2. 中心静脈カテーテル（"CV ライン"，"ピック"：PICC）── 31

  合併症①：カテーテル先端位置異常── 34

  合併症②：動脈内留置── 39

  合併症③：気胸── 40

  合併症④：穿刺部血腫── 41

  合併症⑤：カテーテル損傷── 42

 3. 胃管（"NG チューブ"）── 43

 4. 胸腔ドレナージチューブ── 50

 5. スワン・ガンツカテーテル── 56

  合併症：肺動脈損傷── 57

 6. PCPS カニューレ（経皮的心肺補助装置カニューレ：VA-ECMO）── 60

 7. IABP（intra aortic balloon pumping）カテーテル── 61

 8. IABO（intra aortic balloon occlusion）── 64

解答・解説 ··· 69

3 **日目** 重症患者における水の動きと 浮腫，胸水　71

症例 ·· 72

はじめに ·· 73

胸腔という容器のなかでの水の溜まり方を知る ································· 74

胸水を示唆する画像所見の成り立ちを知る ······································ 76

 1. 肺底部傍椎体領域の透過性低下── 83

 2. 左傍脊椎線の偏位，消失── 84

 3. 下行大動脈辺縁の不明瞭化── 86

 4. 横隔膜上縁の不明瞭化── 86

 5. 肋骨横隔膜角の鈍化── 86

 6. apical cap ── 95

 7. 大動脈弓陰影の不明瞭化── 95

8. 心辺縁の不明瞭化—— 95

皮下の浮腫の経時的評価も忘れずに ……………………………………… 105

解答・解説 ………………………………………………………………… 107

---

4 日目 水力学的肺水腫：心原性と容量負荷性の肺水腫　111

症例 ……………………………………………………………………… 112

はじめに ………………………………………………………………… 115

肺の構造 ………………………………………………………………… 117

Kerley 線 ………………………………………………………………… 119

読影のステップ ………………………………………………………… 122

1. Step 1 —— 122

　＊：心陰影の拡大—— 122

　＊＊：「肺血管影は顕在化，しかし輪郭は不明瞭」という所見—— 123

2. Step 2 —— 123

3. Step 3 —— 123

　＊＊＊：循環器科の先生の意見—— 123

4. Step 4 —— 124

　＊＊＊＊：胸水が「ないか，ほとんどない」時の胸部ポータブル写真所見
　　—— 124

5. Step 5 —— 124

解答・解説 ………………………………………………………………… 126

---

5 日目 無気肺・肺炎　129

症例 ……………………………………………………………………… 130

はじめに ………………………………………………………………… 131

ポータブル写真から考える無気肺 ……………………………………… 135

1. シルエットサイン—— 135

2. ポータブル写真から CT 画像を想定する―― 135

3. 無気肺か，肺炎か―― 140

解答・解説 145

6 日目 気胸

147

症例 148

はじめに 150

ポータブル胸部写真における気胸の画像所見 154

1. 臥位における胸腔内での空気の分布様式―― 154

2. deep sulcus sign ―― 158

3. basilar hyperlucency ―― 159

4. 過去画像との比較―― 162

解答・解説 170

7 日目 ARDS

173

症例 174

はじめに：ARDS とは 177

1. Berlin 定義―― 178

   1）発症時期の明確化―― 178

   2）画像所見の明確化―― 178

   3）肺水腫の成因の明確化―― 178

   4）酸素化能の評価条件の改訂―― 179

   5）重症度分類の改訂―― 179

2. ARDS の病態―― 180

ARDS における胸部ポータブルの役割 181

症例―― 182

ARDS の経過 184

1. 増悪── 184

2. 軽快── 186

3. 不変── 186

解答・解説 192

補講1 外傷ポータブル   193

症例 194

はじめに 195

外傷初期診療における胸部ポータブル写真の使い方 196

1. 明らかな気胸がないか？── 199

   気胸のサイン── 201

   ドレーンの位置異常── 203

2. 明らかな血胸がないか？── 206

3. 肺挫傷（裂傷）があるか？── 213

   スカウト像に着目しよう①── 216

   スカウト像に着目しよう②── 217

4. 大動脈損傷の可能性は？── 218

   鉄は熱いうちに……ということでもう一例── 221

5. 鎖骨・肋骨・肩甲骨骨折── 221

   下位肋骨骨折で考えることは何でしょうか？── 222

6. 経過観察の仕方── 226

解答・解説 230

補講2 腹部単純写真   233

はじめに 235

腹部単純写真の読み方 235

1. 腸管ガスの評価の仕方── 235

2. 胃泡── 237

3. 消化管異物の話── 246

4. 小腸ガス── 251

    a）ガスだけがちょっと目立ち，立位像では液面形成が目立たない場合
    ── 253

    b）液面形成が指摘できるが，有意な拡張はない場合── 253

    c）液面形成も目立ち，拡張腸管も目立つ場合── 255

    d）液面形成は少なめで，腹部の透過性が結構広い範囲で低下している
    場合── 256

5. 結腸ガス── 257

索引

和文索引 ……………………………………………………………………… 265

欧文索引 ……………………………………………………………………… 269

コラム

信じたくない事実を受け入れる── 20

臥位か坐位か── 70

ポータブルの限界を超える── 109

ICU で胸部ポータブルを毎日撮るべきか── 127

ポータブルの情報を蔑ろにしない── 144

腹部単純写真の意義とは── 260

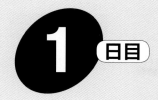

読影手順およびCTと対比した正常像の理解

> "I was blind, but now I see."
> 「ヨハネの福音書　9章25節」

はじめに

7ステップアプローチ

1. 名前と撮影日時 ●2. 体位と向き ●3. カテーテル・チューブ類の位置と合併症 ●4. 肺底域の透過性 ●5. 心臓背側の透過性 ●6. 浸潤影の有無 ●7. 過去画像との比較

CTと対比し，正常像を理解する

1. 傍脊椎線 ●2. 下行大動脈辺縁 ●3. 横隔膜上縁 ●4. 心辺縁 ●5. 肺底部傍椎体領域の透過性 ●6. 心臓の裏

症例

30歳代，男性。発熱・意識障害で入院中

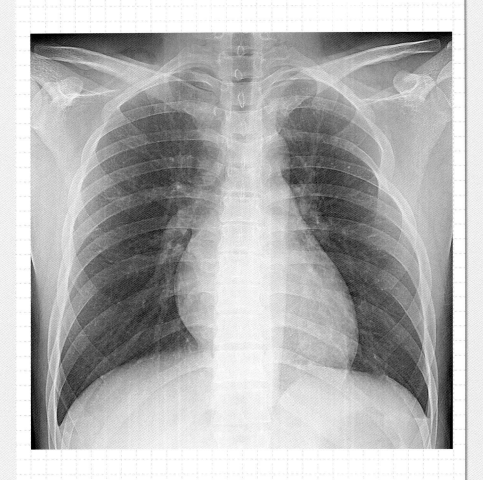

Q 異常所見を挙げてください。

➡解答・解説は p.21。

読影手順およびCTと対比した正常像の理解

さあ，1日目は，胸部ポータブル写真を見るものから理解するものとしていくために必要なエッセンスを学んでいきましょう。そのために，まず大切なことは，読影の手順ならびに正常構造の理解です。

今，皆さんの目の前にある，この胸部ポータブルはいつ，どのような状況で撮影され，画像の中にはどのような構造がどのような位置関係で撮影されていて，だからこう見える，ということを理解できれば，格段と胸部ポータブルから情報を引き出す力を身に着けることができます。そうすれば，覚えるのではなく，理解することができます。

そうすれば，このタイトルのように"I was blind, but now I see"今まで見えていなかったものが見えてくることでしょう。

胸部ポータブル撮影は一番身近に行われている診断ツールと言えます。しかし，身近であることがゆえに「とりあえずビール！のノリで，とりあえずポータブル！・・・うん，よくわからないからCTに行こう！」となってはいませんか。

もちろん，CTを行うことがいけない，と言っているわけでは決してありません。CTを行わなければわからないこともたくさんあります。でも，想像してみてください，今までCTで発見していたものを胸部ポータブルから読み取っている自分を。とってもワクワクしませんか。そんな自分に近づくための1日目を早速始めていきましょう。

❶日目

はじめに

まず，胸部ポータブルの位置づけについて考えてみましょう。

胸部ポータブル撮影といえば，最も原始的な検査で，患者さんの体位や場所など撮像時の制約も多く，質の低い画像もしばしばで，写っている構造がはっきりよくわからない，加えてその解釈は困難であるがゆえ，撮るには撮ってもそれほど重要視されない（真剣に読まれない）………なんてことはないですか。

しかし，考えてみてください！　胸部ポータブルはICUなどに入院している最も**重症な患者**さんに対する検査であることが多く，最も**正確な診断**が求められる，最も**重要な画像検査**と言っても過言ではないのです。そのためには，

当然ながら最も**質の高い画像**が求められます。質の高い画像を得ることは，<u>重症患者さんの病態管理上きわめて重要！</u>なのです。

　みなさんは胸部ポータブルが自分の病院ではどのように撮影されているか知っていますか？　ぜひ一度オーダーするだけではなく，立ち会ってみましょう。撮影時の苦労や，放射線技師や看護師と協力してより質の高いポータブルを撮影することの重要性が認識できると思います。

7ステップアプローチ

　まず，ポータブル写真の読影手順を紹介します。この手順でなくてはいけない，というわけではありませんが，決まった読影パターンを身に着けることで，重症患者さんでしばしばみられる病態・変化を逃さず評価することができるでしょう。

1 名前と撮影日時

　名前の確認は基本中の基本です。必ず確認しなくてはいけません。画像上に記載されている名前を確認するわけですが，人間のやることなので，名前と画像が一致していない（間違っている）可能性もあります。そういった場合でも，日々の画像をしっかり見ておけば，パッとみただけで，「あれ，何か変。このポータブルはほんとにあの患者さんのものかな」と気付けるかもしれません。

　また，ここで特に重要なのは**日付**と**時間**です。ポータブル写真は1日のうちに何度も撮影されることがよくあります。目的はさまざまだと思います。気管内チューブやカテーテル挿入後の位置確認，呼吸状態悪化，経時的な比較目的，術後・・・。自分が読影しようとしている写真や比較対象としている写真の撮影時間，そしてその間隔がどれくらい空いているのかを確認して読むことは重要です。例えば，同じ変化でもそれが30分の間に起ったのか，24時間の間に起ったのか，まったく臨床的な意味合いが異なってくる場合があります。

　「たった30分でこれだけ肺野の含気が悪化してしまっている」とか，「前回よりも24時間たって，胸水はかなり引けているな」といったものです。

　「この画像は前の撮影から，だいたい●●時間（分，日）後のものだな」ということを常に意識しましょう。

2 体位と向き

　ポータブル写真の多くは臥位で撮影されます。しかし，比較対象となる画像の体位はさまざまですし，自分がオーダーした画像も，常にオーダー通りに撮影されるとは限りません。ポータブル撮影時に立ち会えれば一番よいと思いますが，往々にして困難でしょう。あれ？と思ったら，検査技師や担当看護師に撮影時の状況を聞いてみるとよいと思います。立位と臥位とでは正常像の見え方も異なりますし（），胸水や気胸の分布の仕方も違います（これはこの本でお伝えしたい最大のトピックです）。さらに，**同じ画像所見であっても体位が異なればその意味合いが大きく異なることもあります**ので，観察対象となっている画像の体位は常に意識することが大切です。
　具体的に見ていきましょう。

DJのここがポイント

胸部ポータブル（臥位）の特徴

- 立位とは正常像も異常像も異なる。
- 正常像での違い。
  - 縦隔，心陰影の拡大：体位や撮影条件の影響（上縦隔〜1.5倍，心陰影〜1.25倍）。
  - 肺血管影の顕在化（臥位では肺血流30％増加）。
- 異常像での違い。
  - 胸水：背側（重力荷重域）に分布。
  - 気胸：腹側（重力非荷重域）に分布。
  - 同じ所見でも意味するところが違う。
    ・「CP アングルの鈍化」や「visceral pleural line」といった所見は，臥位の場合，それぞれ，**大量胸水，大量気胸**を示唆する所見である。
    　→これらは今後，登場します。今ピンとこなくても大丈夫です。

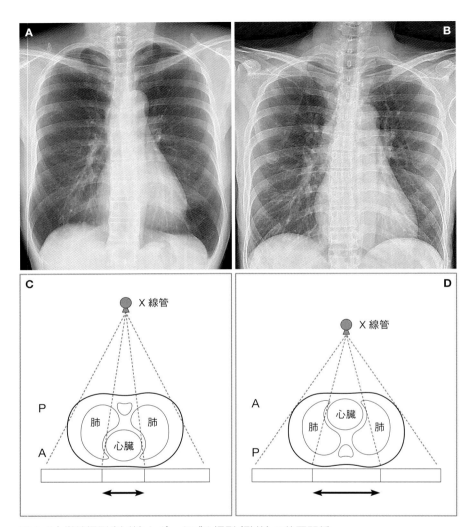

図 1-1 | 単純撮影（立位）とポータブル撮影（臥位）の位置関係

立位での単純撮影は **A** と **C**，ポータブル撮影では **B** と **D** のような位置関係になります。図の P は後（posterior），A は前（anterior）を意味します。ポータブルでは背中にフィルムを置いて撮影を行います。A から P に X 線が抜けるので AP（anterior-posterior）像とよばれます。心臓は体の前側にあるので，PA 像だと検出器のすぐそばにありますが，AP 像では相対的に X 線管に近づきます。そのため，AP 像では心臓や縦隔陰影が拡大されて写るのです。

読影手順およびCTと対比した正常像の理解

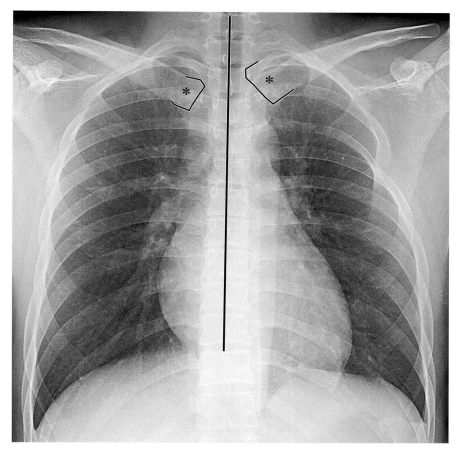

図 1-2 | ポータブル撮影における胸椎棘突起と棘突起の位置
正面で撮影されている場合には胸椎棘突起が正中線上にあり，左右の肋骨の胸骨端や鎖骨端（＊）と棘突起（図中央の実線：棘突起をつないで引いたライン）までの距離がおおむね等しい。左右差がある場合には，棘突起に近接している側がよりフィルムに近くなるような体位となっています。

　　撮影時の身体の向きを意識することも大切です。正面を正しく向いている状況では，画像上，下位頸椎から上位胸椎の棘突起と気管影が重なります。また，正面性については，左右の鎖骨頭と胸骨のつくる胸鎖関節の位置と，棘突起の位置関係が左右対称となっているかでも確認できます（**図1-2**，**図1-3**）。

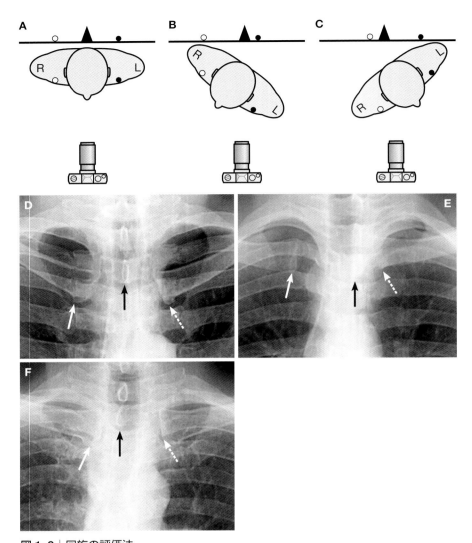

図 1-3 | 回旋の評価法

D～F：胸部単純写真（拡大像）　AとD，BとE，CとFがそれぞれ対応しています。AとDは，ほぼ正面で撮影されており，棘突起（▲，黒矢印）と鎖骨内側端の距離は等しくなっています。BとEは左前斜位となっており，棘突起と左鎖骨内側端（●，破線白矢印）の距離が右に比べて近くなっています。CとFは右前斜位となっており，棘突起と右鎖骨内側端（○，白矢印）の距離が左に比べて近くなっています。（江原 茂・監訳：画像診断を学ぼう 第2版　メディカル・サイエンス・インターナショナル, 2018：11-12. から許可を得て転載）

読影手順およびCTと対比した正常像の理解

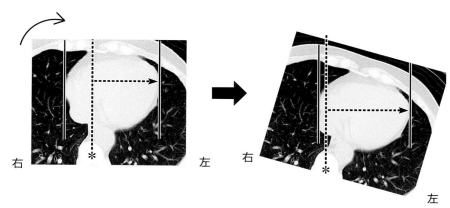

図1-4 CT 右前斜位(right postero-anterior oblique：RAO)
右前斜位では，椎体(＊)に対して心尖部が左に張り出して見えます。

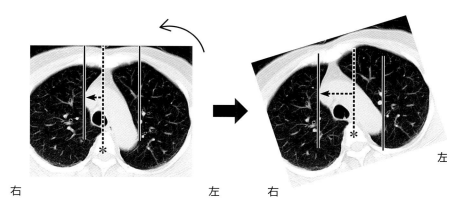

図1-5 CT 左前斜位(left postero-anterior oblique：LAO)
左前斜位では，椎体(＊)に対して(上)縦隔右辺縁が張り出して見えます。

RAO(右前斜位)，LAO(左前斜位)に注意

　右前斜位(**図1-4**)や左前斜位(**図1-5**)となった場合には心陰影や縦隔陰影が拡大して見えます。撮影体位を意識しなければ，安易に心陰影が大きくなっている，と誤解してしまうかもしれません。また，実際に心陰影の拡大があり，撮影体位の影響でそれがさらに大きく見える場合もあります。ですので，**心陰影が大きいのは右前斜位のせいだな，と決めつけるのも危険です**。撮影し直す，もしくは臨床症状(浮腫やIVC径など)と対比させることが必要です。また，この後何度か出てきますが，胸部ポータブル写真のみですべての病態把握を当然ながらできるわけではありません。**臨床所見と対比して解釈することがとて**

も大切です。

3 カテーテル・チューブ類の位置と合併症（2日目で詳しく解説）

ICUに限らず，重症患者さんでは，しばしば複数のカテーテルやチューブ類が挿入・留置されています。これらは理由があって使用されているものであり，それだけ患者さんの容態がよくないということもあるでしょう。新たにカテーテルやチューブ類が挿入された，もしくは，治療が奏効して気管内チューブが抜去された，カテーテルが抜去された，そういったケースがあるでしょう。気管内チューブ抜去後に予想されること（無気肺や換気が悪いことを反映した所見はないか），カテーテル抜去後の問題はないか，そういったことも意識しましょう。

これらのカテーテルやチューブ類が正しい位置にあり，正しく機能しているかどうかを確認することは非常に重要です。また，これらのカテーテルやチューブ類による合併症が，ただでさえよくない状況にある患者さんをさらに悪いほうへ向かわせる原因となっていないかを確認することも重要です。**このプロセスは，CTなどの他のすべての画像評価の際にも毎回行うべきです。**

このプロセスは基本的に毎日行われることが多いと思います。このような繰り返しの作業では「まあ，昨日と同じでしょ」という思考で画像を見てしまっては細かな変化に気付けないこともあり得ます。決めつけは捨てて，日々しっかりと読影することを意識しましょう。

この，カテーテルやチューブ類の位置と合併症については**2日目**で詳しく解説していきます。

4 肺底域の透過性

胸部ポータブル写真を撮影する患者さんは，撮影前から臥位でいることが多いと思います。したがって，背側の肺，重力荷重域の肺は腹側の肺や心臓によって圧迫を受け続けることとなり，しばしば含気を失います。**しかし，換気が良好に行われている肺では，この領域の含気はよく保たれ，肺底部の傍脊椎領域の透過性は比較的高く（黒く，あるいは黒っぽく），横隔膜下の構造を通して血管が透けて見えます。**

図1-6を見てみましょう。**A**は胸部ポータブル写真，**B**はCTの肺野条件です。**A**の両肺底部において血管影が透けて見えているのがわかりますか（**実線と破線の楕円内**）。対比するCT（**B**）を見てみると，その領域は空気がしっ

読影手順およびCTと対比した正常像の理解

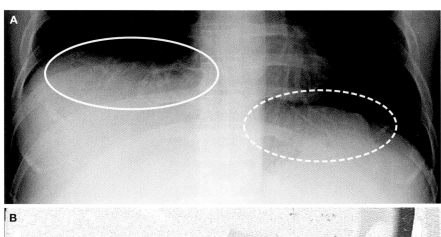

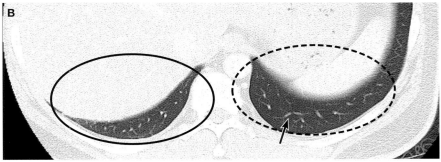

図1-6｜正常な含気を有する肺底部の見え方
A：胸部ポータブル写真，B：CT（肺野条件）　肺底部の含気が良好に保たれている（実線と破線の○印）。

かりと含まれていて，含気を低下させるような異常陰影は無く，血管影（→）がしっかりと見えます。

　この**肺底部の含気が良好かどうかを意識する，ということがこの本の最も重要なメッセージといっても過言ではありません**。今後，3日目（胸水）をはじめとして，まずこの領域の含気が良好かどうか，を意識することから始まります。今，この時点では「なるほど，そういうことを意識することが重要なんだな」ぐらいで構いません。追って詳しく解説していきますが，ここを理解できると胸部ポータブル写真を読む力がぐっと高まります。

　また，さまざまな病態を伴う重症患者では，病態の進行に伴って胸水が出現することも多く，含気低下も相まって，**肺底域の透過性はしばしば低下します**（白くなる）。一方で，気胸は臥位ではより高い位置である尾側腹側に貯留する傾向があるため，結果として**下肺野肺底域の透過性が上がる**（黒くなる）こ

とになります。

　ポータブル写真を撮られる患者さんでは，**肺底部の透過性に注目することが大切です**。

　胸水における水，気胸における空気の溜まり方についてはそれぞれ **3 日目，6 日目**で解説しますが，みなさんは，胸腔というスペースでどこが一番低い／高い，ということを意識したことがありますか？　水は高いところから低いところへ，空気はより腹側（臥位の場合）に溜まります。そんなことは意識したことないという方でも大丈夫。そのこともしっかり理解していただけるように今後（後日）話を進めていきます。

5 心臓背側の透過性

　胸部ポータブル写真を撮られる患者さんは，長時間臥床であることが多いと思います。このようなときには，重力の影響により，肺自体の重さによって肺の重力荷重域（背側部分）は圧迫を受け，含気は悪くなりがちです。特に，左下葉のように心臓が前側（腹側）にある場合には心臓による圧迫も加わり，この傾向が顕著となります。また，骨性胸郭の前方部分は呼吸運動に伴ってよく動くわりに，背側部分にはベッドもあり胸郭の運動が制限されて換気も低下気味となります。このため，背側部分，**特に心臓の裏側には高頻度で無気肺を生じます**。

　胸部ポータブル写真（**図 1-7A**）では，下行大動脈陰影や肺底部の血管影は描出されています（○印）。**4. 肺底域の透過性**の項でもやった通り，肺底部の含気は比較的保たれているということを表します。CT（**図 1-7B**）でも血管影は比較的明瞭ですが，背側には網目状にもやもやした陰影があります（↓）。無気肺，とは言えないまでも含気が低下していることを表す陰影です。

　心陰影に重なった領域の含気が低下すると，その近傍にある構造物や構造物により作られる線（下行大動脈や傍脊椎線），血管影が不明瞭になる／認識できなくなるといった所見が出てきます（くどいですが，詳しくは今後。今はそうなんだ，くらいで OK）。

6 浸潤影の有無

　ざっと両側肺野を観察した際に，血管影が肺門から樹枝状に広がる様子がきれいに観察できるかどうか，すなわち両側肺の含気が保たれている結果としてきれいに血管影が追えるかを確認することは重要です。肺野に「影」が出現す

読影手順およびCTと対比した正常像の理解

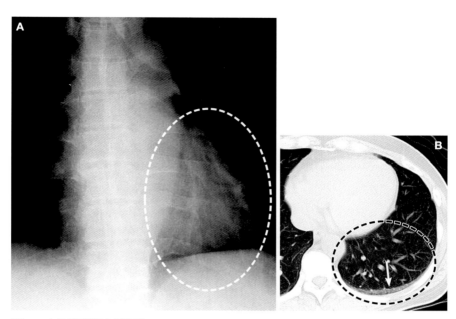

図 1-7 │ 心臓背側の透過性
A：胸部ポータブル写真　下行大動脈陰影や肺底部の血管影が描出されている。B：CT　ポータブルでは拾い上げられない程度の軽度な含気低下がわかる。しかし，あくまでも，ここではポータブルの所見になじみを持とう。

る理由として，ポータブル写真の対象患者さんでは，①**無気肺**（臨床的意義の少ない「含気低下域」も含む。また，気道内分泌物が多い患者さんでは垂れ込みによる気道閉塞の結果としての無気肺にも注意），②**肺水腫**〔心原性や容量負荷性のものだけではなく，急性呼吸窮迫症候群 acute respiratory distress syndrome（ARDS）も含む〕，③**肺炎**（人工呼吸器関連性肺炎，垂れ込みを含む誤嚥性肺炎も含む）をまず考えます。

7　過去画像との比較

　直近のものと少し間隔を空けた以前のものと両方比較します。直近のものは同日の場合もあれば前日の場合も，また数日前の場合もあると思いますが，患者さんの容態によりどの程度間隔の空いたものと比較するとよいかは変わります。直近だけだと微細な変化がわかりにくいので，必ず**少し間を置いたもの（3日ほど）と比較する**と，その患者さんの病勢をざっと捉えることもできます（昨日とはあまり変化ないけど，ここ3〜4日を比較すると含気がよくなってきて

いるな，など）。**過去画像との比較は，特に胸部ポータブルの読影で欠かすことのできない重要なプロセスです。**

…

以上のステップを毎回繰り返すことで，質の保たれた，取りこぼしのない評価が可能となります。毎回同じ手順で評価することが重要です。

CTと対比し，正常像を理解する

では，早速画像を見ていくことにしましょう。ここではまず，正常画像解剖を見ていきます。解剖と聞いてちょっと引き気味のあなた，大丈夫です！　そんなに難しいことではありません。胸部ポータブルを読影するうえで，理解しておくと有用ないくつかの解剖学的ポイントを CT と対比して解説します。**特に重要な解剖学的構造は以下の6つです。**

これらは今後，頻繁に登場しますし，そのつど解説を加えますので，ここでは，そういう構造がこういうふうに形づくられているんだなと思っていただく程度で OK です。

1 傍脊椎線

大動脈の裏側に肺が入り込んでいる部分でつくられる構造です（**図1-8BC**：→）。胸部ポータブル写真では，**図1-9** のように写ります。また，**図1-8D** でみられる領域（**破線の囲み**）を傍椎体領域とよびます。胸部ポータブルでは，この傍椎体領域の含気が保たれている場合，あたかも椎体の横に三角形があるように見えます（**図1-8A**：＊，**図1-8E**）。背側の無気肺や少量の胸水でこの線は容易に消失してしまいます。胸部ポータブルを時間を追って観察していると，来院時にはこの線が見えていたのに対し，入院後，何らかの原因で背側の含気が減少すると，この線が見えなくなるといった変化をよく見ます。そして，含気が改善してくると見えるようになります。こうした経時的変化の様子から，傍脊椎線（para-spinal line：PSL）を patient's status line（PSL）「患者の状態を示す線」とよぶこともできるかもしれません。

2 下行大動脈辺縁

図1-8（**BC**：→），**図1-9** に見えている下行大動脈の左側壁辺縁が形成するラインです。このラインに隣接した含気の低下が起こることで消失します。

読影手順およびCTと対比した正常像の理解

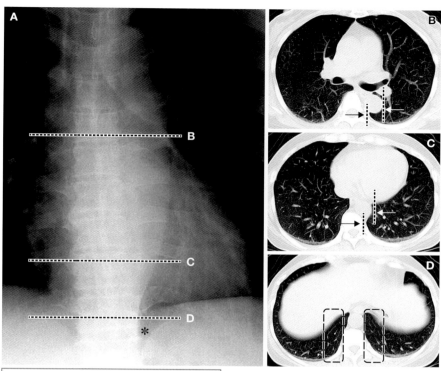

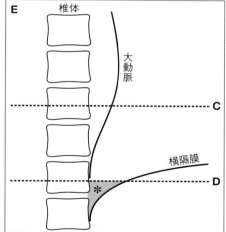

図1-8│正常画像解剖
A：胸部ポータブル写真（破線は，B〜Dのスライス位置を示す），B〜D：CT　下行大動脈の辺縁は図1-8（BC：←）に示す，大動脈の辺縁部分が肺と接することで作られる線（図1-9の白矢印：実線）ですが，傍脊椎線（図1-9の黒矢印：破線）は，図1-8（BC：→）において，大動脈の裏側に肺が入り込んでいる部分が作っています。傍脊椎線は，ポータブル写真の所見上，最も低い位置にある肺が作り出す線であり，液体貯留が少なく含気が良く保たれた状態でないと見えません。この線が見えるということは，水の溜まりもなく，換気が良好だということを示していることになります。肺底部傍脊椎領域（破線の囲み）は，肺底部の他の場所より肺の量（かさ・厚み）が大きくなることから，ポータブル写真上，この部位の透過性は肺底域（横隔膜下の構造と重なる領域，あるいは「横隔膜の裏側」）の他部位より黒く見えます。（図1-8D，E）。

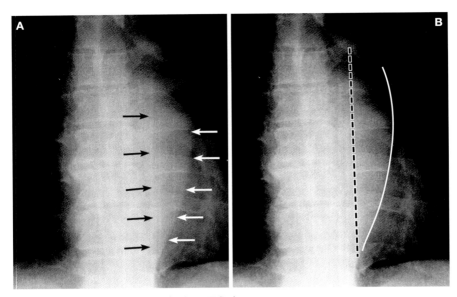

図1-9｜傍脊椎線と下行大動脈辺縁の見え方
A, B：胸部ポータブル写真　傍脊椎線（A：黒矢印，B：破線）と下行大動脈辺縁（A：白矢印，B：白実線）。

3 横隔膜上縁

　横隔膜の上縁は，含気が良好であれば，基本的にくっきりときれいに見えるはずです．この辺縁が消えたりボケたりするときは，横隔膜にかぶさるほどの量の胸水や無気肺，炎症性浸潤影の存在など，何らかの理由で含気がなくなっていることを疑うことになります．

4 心辺縁

　心臓の辺縁は，臥位の場合，背側からはかなり腹側に近い（高い）位置にあります（**重要**：概念だけでよいので頭に入れておきましょう）．ここがボケる場合には，相当程度の量（例えば500mL以上）で水かさのある胸水や，中葉・舌区の浸潤影を疑うことになります（**図1-10D**）．

5 肺底部傍椎体領域の透過性

　正常であれば，肺底部では椎体両脇の領域が黒っぽく見え，左では傍脊椎線

読影手順およびCTと対比した正常像の理解

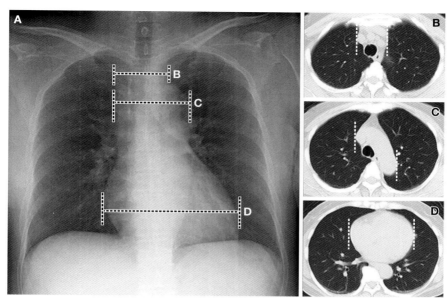

図1-10｜正常画像解剖
A：胸部ポータブル写真（破線は，B〜Dのスライス位置を示す），B〜D：CT　上縦隔の右縁，および左縁はCTではBに示す通りで，比較的腹側に位置し，背側から離れた部位（高い位置）となります。大動脈弓部レベル（C）の上縦隔両辺縁は，右のほうが左よりも背側から遠い（高い）位置にあります。このことは，胸水などが貯留した際に，（臥位では背側から貯留するため）右よりも先に左側で大動脈弓部のシルエットが見えにくくなることを意味します。心臓の両辺縁は，CTではDに示す部分ですが，臥位で胸水などが貯留して心辺縁が見えにくくなるためには，かなりの量の液体が存在しなくてはならないことがわかると思います。

や下行大動脈の辺縁が横隔膜の内側部と角を作ります。ここの透過性が保たれていること（黒っぽいこと）は朗報です。なぜなら，肺底域の含気が保たれていることが示唆されるからであり，それは換気が十分に行えていることを示唆するからです。

6 心臓の裏

心臓に重なる領域（心臓の裏側）は，換気が十分に行われている状況下では，肺血管影が透けて（心臓を通して）見えるはずです。しかし，この領域は臥位では心臓の重さで軽く圧迫を受けている状態であり，換気が十分でないときなどは容易に含気低下をきたします（血管影の代わりに索状影が出現したり，血管影がまったく見えず，べったりと透過性が低下して真っ白く見えたりします）。

…

上記構造物の見えかたの経時的変化に注目するとよいと思います。状態が悪くなったときには，これらの構造物は見えにくくなり，状態が良くなると再び見えるようになります。つまり，病態把握に非常に有用です。

ここまでいかがでしょうか？

繰り返しになりますが，**ここまで紹介したことは非常に重要なことばかりなので，この後，何度も出てきます。詳しい解説はしっかりそのつど行っていきますのでご心配なく**。ここではさらっと読み流していただいて，こういった構造・線があるのだ，ということを頭に入れておいていただく程度で OK です。その知識をこれから発展，応用させていきます。

本文で紹介した 7 ステップ以外の，ポータブル写真読影の 7 つのポイント「ABCDEFG」も紹介しておきます。

NOTE ポータブル写真読影のポイント "another 7 steps"

本文で紹介した7ステップ以外の，ポータブル写真読影の7つのポイント「**ABCDEFG**」も紹介しておきます。こちらのほうが覚えやすいという方は，こちらでどうぞ……。

- **A**：Active Disease 主病態
- **B**：Breathing Problem 呼吸器関連病態
  - Atelectasis
  - Pulmonary Edema
  - ARDS：Acute Respiratory Distress Syndrome
  - VAP：Ventilator Associated Pneumonia
- **C**：Cardiovascular Silhouette 心大血管
- **D**：Devices カテーテル，チューブ類
- **E**：Edema 皮下の浮腫
- **F**：Fluid 胸水
- **G**：G 間「時間」!?

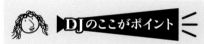

1日目でお伝えしたいことを「ぎゅっ」と絞ったポータブル読影のポイント

- 見えるべき線，輪郭は見えているか？
  - ▶何もなければ，全部きれいに見えます。
- 肺底部にも注目する。
  - ▶胸水も気胸もこの領域での変化が鍵です。
- 良い治療は，良い診断から。良い診断は，良い検査から。
  - ▶検査の時点ですでに治療は始まっています。
- 部署を越えた診療哲学の共有が必要です。
- 今一度，ポータブルとの関わりかたを考え直してみましょう。

コラム① 信じたくない事実を受け入れる

　何か手技を行った際に，手こずってしまったり，失敗してしまったりした後や，ここで何もなければ帰れるとか，ことがやっと一段落する，といったような状況での画像評価というのはあまり心地がよくありません。どうか悪いことが起きていませんようにと願う気持ちが（いつもそう願っているのですがさらに）強くなりやすいと思います。そんなとき，読影する際の気持ちとして，「**悪いことなど起こるはずはない**」，「**何も起きていないはずだ**」，「**いや起きていたとしても大したことないはずだ**」，とか，何か所見が見つかっても，「**これは何かの間違いだ**」とか，それが明らかな所見と言えなければ，「**何かたまたまこんなふうに見えているけれど，臨床所見とは合わない，いやいや絶対合わない，誰かはそんな臨床所見などあるとは言っていなかったし**」などなど，と考えてしまい，目の前にある緊急度の高い所見の受け入れや，その後の行動開始に遅れが生じてしまうこともあるかもしれません。特にポータブル写真のように，しばしばはっきりと所見を判定しきれないものの場合，そういったことが起きやすい気がします。

　しかし，こういうときこそ，写真を目の前にする前から覚悟を決めておきましょう。積極的に，悪いことが起きていることを想定して画像に挑むのです。そうすることで，想定できる悪いことを早期に発見でき，次のステップへも速やかに動けます。「**こういう悪いことが起きているに違いない，あったらこうしよう。**」とあらかじめ決めておくのです。事態が深刻であればあるほど有効ですし，何もないと判定できたときのホッとする具合も大きいです。これを私は，「**ポジティブ・ネガティブ・シンキング**」と言ったり"Aggressive Negative Thinking"とよんで，日常生活の場面でも応用しています。多少訓練が必要で，場面によっては心をかなり強く保っていないとできないこともありますが，大変有用です。

　「**今夜は学会の準備を追い込まなくちゃいけないけれど，きっと忙しくて眠れないほどの夜になるんだろうな・・・**」と思っていれば，そのような事態になっても「はい，きたぁ・・・」と受け入れが容易になりますし，無駄に残念に思ったり，残念な気持ちを抱いたりせずに（こうした気持ちは何も生みだしません），学会準備への後ろ髪も引かれず，目の前の診療に打ち込みやすくなるはずです。

読影手順およびCTと対比した正常像の理解

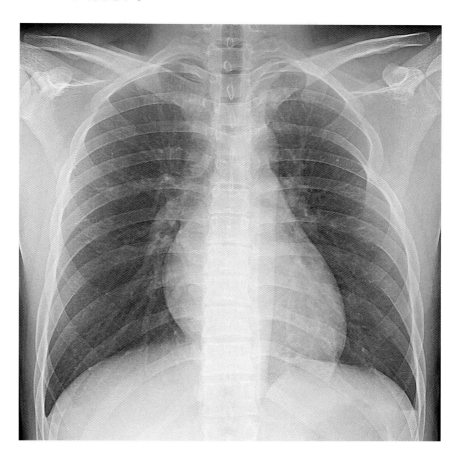

> **Q** 30歳代，男性。発熱・意識障害で入院中。異常所見を挙げてください。

解答・解説

 異常所見なし

 異常所見は見つかりましたか？　答えは「異常所見なし」です。
みなさんを惑わすつもりなど毛頭ないのですが，「異常所見を挙げてく

ださい」と言われると，必ず異常所見があるのではないか（自分が見たところ，異常はないようだと思っても），異常所見を挙げなくてはならない，といった何となく強迫観念みたいなものに捉われてしまいますね。明らかに誰が見ても異常だとわかる画像というものはもちろん迷うことはないだろうと思います。むしろ，正常や大きな問題がないものを「大丈夫」というほうが何となく勇気がいりますね。私も読影をしていると，よくコンサルトを受けます。異常所見があって，「これは何なのでしょう」というものがある一方，たとえば夜間救急で 30 歳代，女性の頭痛。慢性的に頭痛はあるけれど，今までに感じたことのないような突発的な頭痛で受診。くも膜下出血，脳出血が怖いので，CT を撮影。オーダー医は自分で画像をみて，大丈夫そうだけど，患者さんや家族から「先生，本当に脳出血は大丈夫なのですか？」と聞かれて，不安になって「私（オーダー医）が見た限りでは大丈夫そうなのですが，念のため，読影お願いします」というケースが実際たくさんあります。

　そういった場合，誰かに聞ける状態であればよいでしょう。しかし，そういった状況でなければ，一番重要なのは「正常構造を把握していること」であると思います。それを一つ一つ確認していけばよいのだと思います。

　本書では，この後，いろいろな疾患，異常の画像が出てきますが，みなさんに意識していただきたいのは，正常な画像をたくさん見ること・把握することです。正常像が頭に入っていればこの構造，陰影はおかしいと気づくことができます。

　正常な画像を「これは正常で問題ありません」と自信を持って言えるようになりましょう！

2日目

カテーテル・チューブ類

カテより始めよ

はじめに

高頻度に留置されるカテーテル・チューブ類の正しい留置位置と合併症

1. 気管内チューブ●2. 中心静脈カテーテル("CV ライン", "ピック":PICC)●3. 胃管("NG チューブ")●4. 胸腔ドレナージチューブ●5. スワン・ガンツカテーテル●6. PCPS カニューレ(経支的心肺補助装置カニューレ:VA-ECMO)●7. IABP(intra aortic balloon pumping) カテーテル●8. IABO(intra aortic balloon occlusion)

症 例

60歳代，男性，急性心筋梗塞によるCPA蘇生後，ICU入院

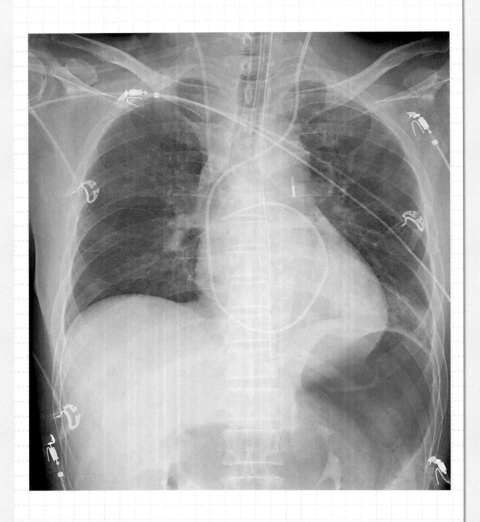

Q カテーテルやチューブの位置を評価してみよう。

➡解答・解説はp.69。

カテーテル・チューブ類

やあ，K太郎先生。ずいぶん現場にも慣れてきたみたいだけど，そういう時ほど，ミスをしやすいから十分注意してね。

大丈夫ですよ！ DJ！ もう挿管もCVも余裕です！

（それがだめなんだけどなぁ・・・）じゃあさ，気管内チューブやCVカテーテルの適切な先端位置ってどこなの？ 具体的に説明してみて！

・・・えーっと・・・。

どうしたの？

うーん，あんまり意識していませんでした。だいたいこんなものかなってくらいで。

それではだめだよね。適切な位置がわからないと異常もわからないよ。

そうですよね，確かにあんまり正常像の重要性を認識していませんでした。

気管内チューブ，CVカテーテルに限らず，患者さんに挿入されているさまざまなカテーテル類の正常な走行（入り方）を理解していれば，異常なものを見た時に，これはおかしいって気付けるかもしれない。逆にそういったことを意識していないと異常がスルーされてしまうかもしれない。それに，起こり得る合併症についても認識しなきゃ。

・・・・・・・・・。

ICUなど重症な患者さんにとっては，その一つ一つの異常が状態を悪化させてしまうかもしれないということを認識しなきゃいけないし，そうした異常はきちんと発見できないとね。

自分が行った処置が患者さんを悪化させるなんて絶対に避けたいことです。

そうだよね。OK。では，ICUなどでよくみられるカテーテル・チューブ類，合併症について今日は学んでいこう。「カテより始めよ」だ！。

それって「隗より始めよ」ですよね・・・？

よくご存じで・・・。

はじめに

「隗より始めよ」

みなさん，この言葉をご存じでしょうか。中国の戦国時代，郭隗（かくかい）が燕（えん）の昭王に賢者の求め方を問われて，賢者を招きたければ，まず凡庸な私を重く用いよ，そうすれば自分よりすぐれた人物が自然に集まってくる，と答えたという「戦国策」燕策の故事に由来しています。つまり，大事業をするには，まず身近なことから始めよ，物事は言い出した者から始めよということを表す言葉です。

皆さんが画像を見た時に，これはおかしいと思うのはどうしてでしょうか。それは「いわゆる正常像」が頭にあるからですね。そうでなければ異常に気付くことができません。異常な画像を見ることも必要ですが，正常像を多く頭に入れることも重要なことです。

ここでは，ICUなどで挿入されることが多い代表的な管類・カテーテル類の正しい留置位置と起こり得る合併症について見ていきます。こういったチューブ類の正常像は日々あまり意識せず，日々の業務で流れ作業のようになって

しまっているかもしれませんが，意識することによって，「なんかいつもと位置が違うな？ これは正しいのだろうか？」と異常を早く発見できるのです。患者さんが重篤な状態を乗り切るために目的をもって留置されているカテーテル・チューブ類が，適切な位置でなく，しかも合併症を起こしていたとしたら，重篤な状態をさらに悪くしてしまいますね。

　繰り返しになりますが，正常を意識し，カテーテル・チューブ類の位置は適切か，それに伴う合併症はないか，確認しましょう。

　「カテより始めよ」です。

高頻度に留置されるカテーテル・チューブ類の正しい留置位置と合併症

1 気管内チューブ

　まずは気管内チューブです。蘇生の ABCD の A：Airway をつかさどる重要なチューブであることは言うまでもありません。つまり，このチューブの異常が生命の危機の引き金となり得ます。

　まずは正常な位置を確認していきましょう。気管内チューブは気管分岐部直上 3～5cm に置かれるべきです（**図 2-1**）。気管分岐部から距離が近いと，首の左右の向きや屈曲・伸展の程度が変わった時に，カテーテル先端位置が変わって深く入ると，片肺挿管になってしまったり，あるいは抜けすぎるとバルーンが声帯を傷害することにもなりかねません（声帯の位置はポータブル写真上，おおむね第 5 頸椎あたりです）。加えて，日々の変化を見ることも重要です。前回撮影よりもチューブ先端が深くなっていたり，浅くなっていたりしたら，固定の状態，カフに air が適切に入っているか，などを確認しなくてはいけません。

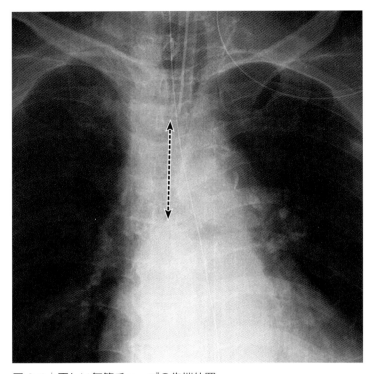

図 2-1 | 正しい気管チューブの先端位置
胸部ポータブル写真 頸や頭の位置がわからない場合，正しい先端位置は気管分岐部直上から 3〜5cm です（↔）。気管分岐部がよく見えない時は，左主気管支のほうが見えやすいので，それを中枢側にたどってあたりを付けるか，第 5〜第 7 胸椎をよく見るようにします。鎖骨前縁あたりに気管内チューブがある時も，おおむね良好な位置といえます。

　写真（**図 2-2**）を見て気付きましたか？　右片肺挿管になっていますね（**図 2-2**：→）。ところで，皆さんは左片肺挿管の写真は見たことがありますか？
　手術や治療目的などに意図的にではなくて，普通どおりに挿管してのことです。おそらく，ほとんどないと思います。なぜ，気管内チューブや気道異物は右に多いのでしょう。ご存知の方が多いとは思いますが，念のためおさらいです。それは，右主気管支のほうが径が太く，長さが短く，正中軸に対して分岐が急峻だからですね（次の**図 2-3** 参照）。
　さて，右主気管支にチューブ先端があるのは明確だと思いますが，これから本書で学んでいくみなさんにはそこだけで終わって欲しくありません。挿管チ

カテーテル・チューブ類

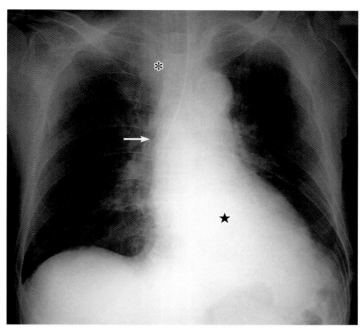

図 2-2 | 片肺挿管と非換気肺の無気肺
胸部ポータブル写真　気管内チューブ先端は右主気管支にあり（→），左下肺野（★）だけでなく，右上葉枝（＊）の含気が低下している。

ューブ先端が右主気管支にあるということは，左肺が換気できていないってことですよね（少しは逆流して左に入る可能性はありますし，聴診で左肺でも呼吸音が聞こえることがあります）。加えて，右気管支上葉枝も閉塞させてしまっているかもしれません。

　そういう目で両肺野に注目してみましょう。左傍椎体領域，下行大動脈陰影，左横隔膜陰影（★の領域）が不明瞭です。つまり，左下肺野の含気が低下しているのです。それから，右上肺野縦隔側（＊の領域）の含気も少し悪いですね。今のところ何のことだかよくわからなくても大丈夫。この後，読み進めていくとわかるようになってきます！

　右片肺挿管の所見だけで満足するのではなく，それに伴う肺の含気低下も把握するようにしましょう。でも，もしかしたら，左肺下葉にもともと肺炎や無気肺があって，片肺挿管だけが含気低下の原因ではないかもしれないので，前

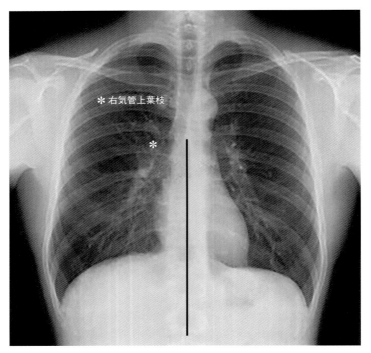

図 2-3 | 右片肺挿管
胸部ポータブル写真 右主気管支は左に比して径が太く，長さが短く，正中軸（写真中央の実線）に対して分岐が急峻である。また，右片肺挿管の場合，右上葉枝を越えてしまうと，左肺のみならず，右上葉へも適切な換気が行えない可能性があります。

の画像があればそれと比較することをお忘れなく。
　食道挿管（**図 2-4**）は画像検査で気付く前に聴診所見や換気時の胸の上がり，SpO_2モニターなどで気付くようにしたいですね。ちなみに，挿管前の補助換気の時間が長くても胃の拡張がみられ得ます。つまり，もし挿管するのが食事から比較的時間が経っていない場合，やみくもに必要だからといって換気をすると，嘔吐させ，誤嚥を誘発してしまう可能性があります。挿管する際は，可能であれば最終食事時間を把握するようにしましょう。また，先端位置だけでなく，カフの位置，膨らみが適切かもチェックしましょう（**図 2-5**）。

カテーテル・チューブ類

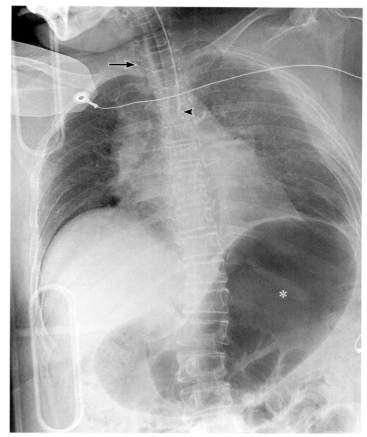

図 2-4｜食道挿管
胸部ポータブル写真　気管内チューブ先端（▶）は食道内にあります。その右側に気管が走行しています（→）。胃も拡張していますね（＊）。

2 中心静脈カテーテル（"CV ライン"，"ピック"：PICC）

　さて，次は中心静脈カテーテルです。中心静脈は左右の内頸静脈や鎖骨下静脈，大腿静脈からのアプローチが主です。
　肘あたりの末梢静脈から挿入するものは，PICC (peripherally inserted central catheter) とよばれます。それぞれ適応や手技については成書を参照ください。先端は，血流が比較的豊富となる右房手前あたりです。画像上は，右第

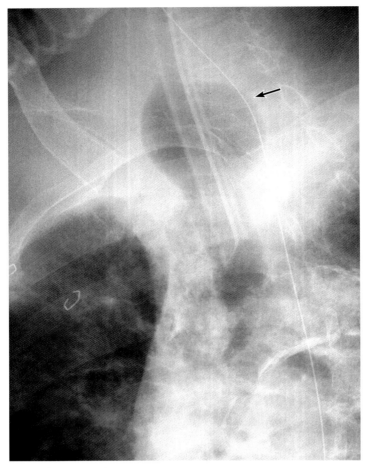

図 2-5 | カフの過膨張
胸部ポータブル写真 カフの過膨張がみられます。カフの過膨張(→)によって声門を含めた気道損傷を起こす可能性があります。カフ圧のチェックも必要ですが，単純写真で可能であれば評価しましょう。

1肋骨と第2肋骨の前方部分の肋間(第1肋間前方部分)や右主気管支影とカテーテルが交わるあたりであり，**図 2-6B** の **Zone B**(**図 2-6C**：↔，**図 2-6D**：○印)ということになります。**図 2-6** の **A**，**C** は右内頸静脈アプローチで留置された中心静脈カテーテルですが，**C** のカテーテル先端は適切，**A** のカテーテル先端は若干深めということになります。**図 2-6C**(↔)にカテーテル先端がある時，**図 2-6D**(○印)あたりと一致するイメージです。

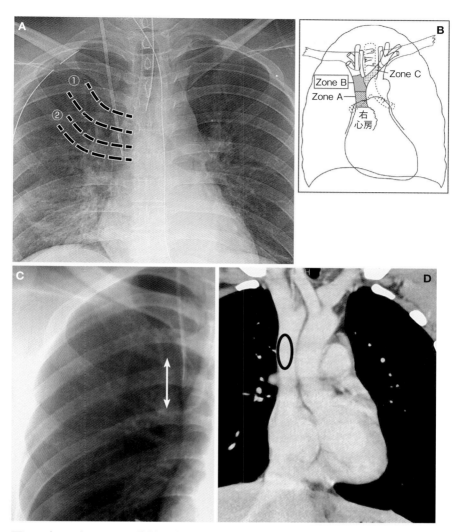

図 2-6 | CVカテーテル 先端の適切な位置
A：胸部ポータブル写真，B：近位静脈と心臓のシェーマ，C：胸部ポータブル写真，D：CT（冠状断像）A：CVカテーテル先端位置は第1肋骨（①）と第2肋骨（②）の前方部分の間にあり，右主気管支と交わる位置にあるのが望ましいが，この画像は少し先端位置が深めである。C：ポータブル写真での適切な先端位置（↔）。D：CTでの適切な先端位置のイメージ（○印）。図 2-6B：Copyright©Indian Journal of Critical Care Medicine

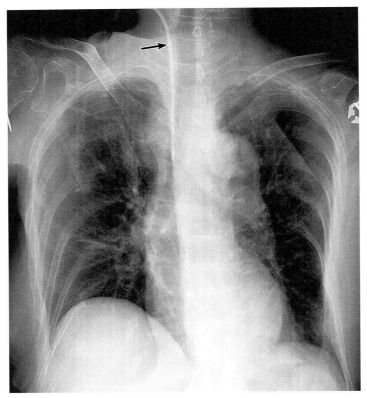

図 2-7 | 先端位置異常管
胸部ポータブル写真 右頸部からカテーテル（→）が挿入されている。走行は適切だろうか。血管の走行をイメージして欲しい。左前斜位となっていることにも注目。

合併症①：カテーテル先端位置異常

　じーっと胸部写真（**図 2-7**）を眺めてみましょう。

　救命センターをローテーションしている研修医が右内頸静脈から CV カテーテルを挿入しました。上級医であるあなたは，研修医から「CV 挿入，特に問題なく終わりました。先端位置も特に問題なくポータブルで気胸もないです」と言われ，一応ポータブルを確認し・・・「大丈夫そうだな，お疲れー，腕あげたな！」でいいでしょうか（注：今の時代，研修医一人で挿入をやらせるのは絶対だめですよ！）。

　または，看護師であるあなた。自分の受け持ちの患者さんの CV 挿入が終わ

カテーテル・チューブ類

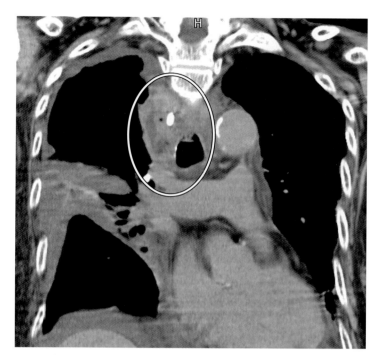

図 2-3 先端位置異常（図 2-7 と同一症例）
CT 冠状断像　カテーテルは縦隔内に迷入しており，縦隔内に不整な軟部陰影や air がみられる（○印）。

り，ポータブルを撮りました。ポータブルに興味があるので自分でも見てみました。うーん，大丈夫そうだけど．担当医にポータブルの所見が OK か確認したら，OK ですとの返事だったので，予定どおり高カロリー輸液をつないで開始しました。

　カテーテルの走行をよく見てみましょう。カテーテルがやけに椎体のすぐ脇というか，椎体の上を走っていると思いませんか？　ただ何となくカテーテルをサッと見ただけでは，正常と言ってしまいそうですよね。正常をしっかり認識していないと，この写真の異常を指摘できないかもしれません。逆に正常を知っていれば，即座になんかこれは変だ！　と気付けると思うのです。実際にこの症例はどうだったかというと・・・。

…

　カテーテルは縦隔内に迷入していました（**図 2-8**）。縦隔内に不整な軟部陰影や air がみられます。この状態で高カロリー輸液を始めていたらどうなって

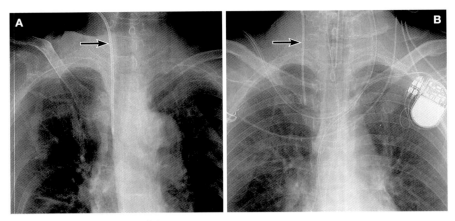

図 2-9 | CVカテーテルの走行
A, B：胸部ポータブル写真　AとBのカテーテル走行を比べてみよう（→）。こうして並べてみると，異常であることにすぐ気付けるが，A一枚だけだとどうだろうか。日頃から正常像を多くみることも必要である。左前斜位では，上大静脈内のカテーテルは，もっと外側に見えるはずである。

しまうかと考えるだけでぞっとしますね。意識のある患者さんであれば胸痛などの症状を訴えるかもしれませんが，意識のない患者さんであればなんの訴えもなく，高カロリー輸液が縦隔内に流されていくということになりかねません。

　挿入後の確認の撮影はただ単に先端位置の確認だけではありません。その走行に異常がないかも確認しましょう。異常を拾い上げられなければ，何のための確認の撮影かわからなくなってしまいますよ。

　さて，異常と正常を見比べてみましょう。

　図 2-9A が縦隔内に入っている CV カテーテルの走行，**図 2-9B** は正常に血管内に挿入されている CV カテーテルの走行です。2つの写真をこうして並べると，**A** は明らかにおかしいってみんな思いますよね。それは **B** が隣に今はあるからかもしれません。でも，**A** を1枚だけぱっと見たらなかなか異常に気付けないのではないでしょうか。

　正常を多く見て，異常な所見に遭遇した時に，おかしいと気付けるようにしましょう。ちなみに，**図 2-9B** は適切に静脈内には留置されていますが，先端がやや浅いということにしっかり気付きましたか？

カテーテル・チューブ類

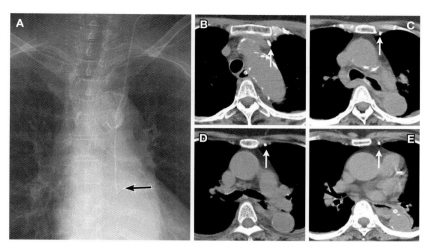

図 2-10 | 左内胸静脈留置
A：胸部ポータブル写真，B〜E：CT　病棟で左内頸静脈をエコーガイド下に穿刺して，ガイドワイヤーもスムーズに進み，カテーテル挿入。逆血も OK。ポータブル写真（A）を確認したら‥‥‥。あまり見たことのない走行をしています（→）。逆血はあるので血管内なのだろうけど。CT で確認してみると，カテーテル先端は左内胸静脈でした。可能であれば CV 挿入時，透視も併用するべきですね。B〜E は左内胸静脈内のカテーテルを示す。

　いくらエコーガイド下に静脈を確実に穿刺しても，ガイドワイヤーの走行をエコーで追うことは場所によっては難しくなります。ガイドワイヤーの先端形状によっては細い静脈に入らないようになっていますが，「なんでこんなことが？」という予想外のことが起こり得るのです。**図 2-10** は左内胸静脈にカテーテルが挿入された例です。**図 2-10A** ではカテーテル先端が上大静脈内にないことはわかります。エコーガイド下に静脈を確実に穿刺したのだから動脈ではないのだろうけど‥‥‥‥。CT で確認すると，左内頸静脈にカテーテルがあることがわかりました（**B〜E**）。
　このようなことはエコーおよび透視を併用すれば避けられることですが，透視室への移動や場所の確保など，なかなか現実的には難しいかもしれません。
　「モニターをつけて不整脈が出たら心内腔だ！」との考え方もあるかもしれませんが，予想以上に不整脈を誘発しますし，ガイドワイヤー先端が見えていないことを考えると，実はすごく危険なことであることを認識しなくてはいけません。
　図 2-11 は，留置された CV カテーテル先端が奇静脈に迷入しています（**A：**

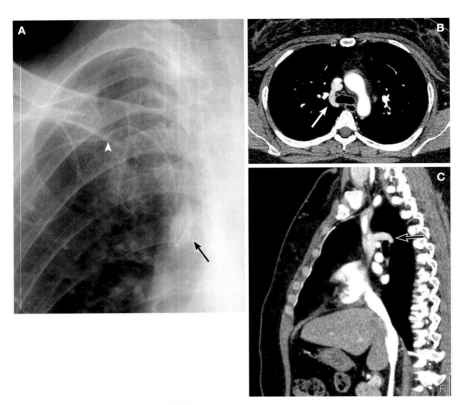

図 2-11 | CVカテーテルの奇静脈迷入
A：胸部ポータブル写真，B：CT，C：CT（矢状断像） A：ポータブル胸部写真。カテーテル先端は奇静脈に迷入しています（→）。穿刺部に屈曲がみられます（▶）。B，C：CTでの奇静脈の走行。

→）。BおよびCは症例のCTではありませんが，奇静脈の走行を確認しましょう（B，C：→）。奇静脈は右主気管支を乗り越えて上大静脈に注ぎます。心不全や何らかの原因で静脈還流が低下している場合には奇静脈が拡張していることがあります。その場合にはガイドワイヤーが迷入しやすくなります。また，よく見てみると，刺入部が屈曲しています（A：▶）。鎖骨下静脈に対する穿刺角度に問題があったのかもしれません。このままだと滴下不良や，カテーテルの破損の原因にもなり得ます。

カテーテル・チューブ類

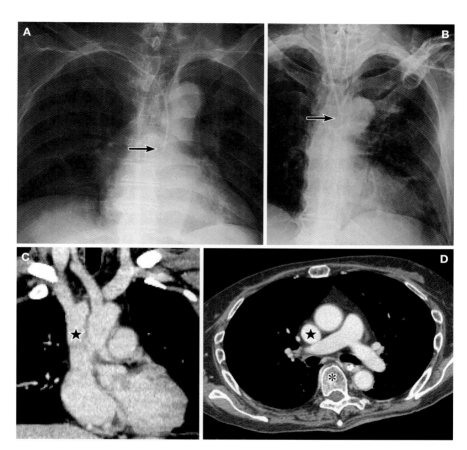

図 2-12 ｜ CVカテーテルの走行
A，B：胸部ポータブル写真，C：CT（冠状断像），D：CT（横断像）　A，Bでは挿入されたカテーテルが縦隔を横切って走行しています（→）。CTで見ると，上大静脈は基本的に椎体を横切ることはありません（C，D）。みなさんも，自施設のCTで確認してみてください。

合併症②：動脈内留置

　何回か穿刺して，やっとの思いで挿入したCVカテーテル（図2-12）。Aは右鎖骨下，Bは右内頸からアプローチしました。確認のポータブルを撮ったら，カテーテルが上縦隔を横切ってから下行しています。動脈内留置が疑われます。先端が適切に上大静脈にあれば，Dでの上大静脈（★）と椎体（＊）の位置関係を見てもわかるとおり，カテーテルが椎体を横切ることはあり得ないですね。
　こういった場合（動脈内留置に気付いた場合），皆さんはどうしますか？

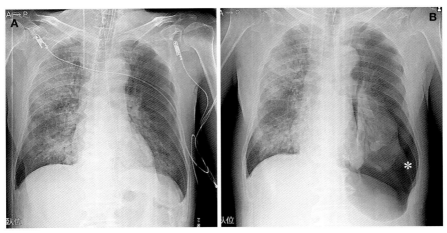

挿入前　　　　　　　　　挿入後

図 2-13｜気胸
A，B：胸部ポータブル写真　左内頸静脈から新たにカテーテルが挿入されていますが，それに伴い左気胸になっています（*）。また，挿入されたカテーテルの先端位置も浅いですね。気管挿管（陽圧管理）状態であるためか，気胸はかなり広範になっており，胸腔ドレナージを要しました。

すぐ抜去しますか？　ちょっと待ってください。何の策も講じずに抜去だけすることは危険です。CVカテーテルを挿入するときには，穿刺してガイドワイヤーを進めて，次にダイレーションしますね。そう，この状況だと動脈穿刺部を拡張しているのです。カテーテルを抜去したとして，その後，特に鎖骨の下を走行している鎖骨下動脈の穿刺部を，大腿動脈や内頸動脈のように的確に圧迫することができるでしょうか？　通常の凝固能であっても止血困難となる可能性がありますし，凝固能がわるい，もしくは出血リスクのある患者（そもそもこういった患者に鎖骨下静脈穿刺は第一選択とするべきではありません）であった場合には，大出血を起こすリスクがあります。慌ててカテーテルを抜去するのではなく，CTなどで正確な位置を把握し，抜去後の止血法など対策を講じたうえで抜去することが必要です。

合併症③：気胸（図 2-13）

　中心静脈カテーテルを留置するにあたり，合併症として気胸は外せません。

カテーテル・チューブ類

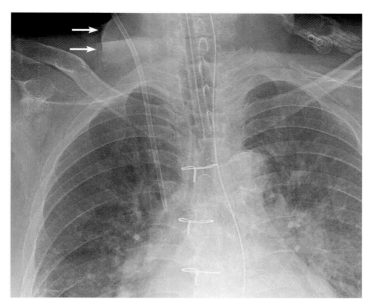

図 2-14｜穿刺部血腫
胸部ポータブル写真　右内頸静脈から CV が留置されています。穿刺部を見てみると，穿刺領域の軟部組織濃度腫瘤影や左頸部に比して濃度上昇があり，穿刺部血腫が疑われます。カテーテル先端や走行のみならず，穿刺部の確認もしましょう。

気胸の所見は‥‥‥4 日目（p.111）や 7 日目（p.173）で詳しくやりますのでご心配なく。ただ，肝に銘じるべきは内頸静脈穿刺でも気胸は起こり得る，ということです。鎖骨下静脈穿刺でも内頸静脈穿刺でもエコーガイド下に穿刺すればリスクを減らすことができる合併症です。

合併症④：穿刺部血腫（図 2-14）

　目標とする血管を 1 度で確実に穿刺し，カテーテルを留置することが理想ですが，そうもいかないこともあるでしょう。そういった場合，しっかり圧迫止血はできていますか？　特に抗血栓薬を内服中の患者さん，出血素因のある患者さんでは大きな血腫を作ってしまうことがあります。皮下の血腫で済めばよいですが，<u>内頸動脈の誤穿刺後の圧迫が不十分で気管を圧排するほどの血腫になってしまった</u>，というケースもありますので圧迫止血は確実に行いましょう。

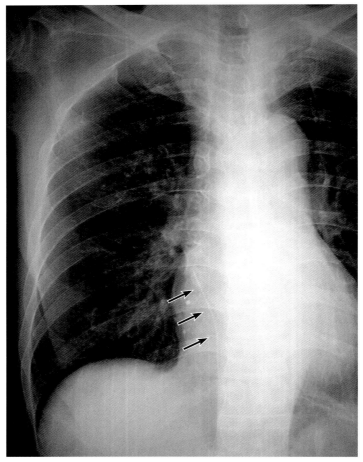

図 2-15｜カテーテル損傷
胸部ポータブル写真　心陰影に重なって離断したカテーテルがみられる（→）。

合併症⑤：カテーテル損傷（図 2-15）

　カテーテルなど人工物が体内に留意されている場合，カテーテルの位置や性状には常に注意しなくてはなりません。

　誤嚥性肺炎で入院中の患者さんです。右内頸静脈から CV カテーテルが留置されていましたが，自己抜去してしまいました。ほとんど抜けていたのでカテーテルを抜去したところ，先端がちぎれていたため，確認の撮影を行ったら，右房内に残りのカテーテルが落下していました。残存したカテーテルの除去が必要です。

カテーテル・チューブ類

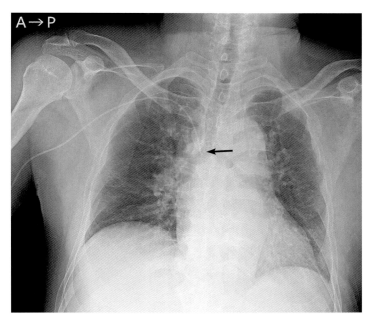

図 2-16 | PICC
胸部ポータブル写真　PICC (peripherally inserted central catheter) が右上肢から留置されています。先端位置は適切です（→）。PICC 挿入の適応は通常の胸部や頸部からの CVC 挿入の適応と同様です。

PICC について（図 2-16）

　肘辺りの末梢静脈から挿入するものは，PICC (peripherally inserted central catheter) とよばれます。中心静脈カテーテルと同様に高カロリー輸液も可能です。中心静脈を穿刺するリスクが高い患者さんで有用です。また，造影剤投与可能な PICC もあり，使用は増えてきているのではないでしょうか。

　PICC 挿入の適応は，通常の胸部や頸部からの中心静脈カテーテル挿入の適応と同様です。

3 胃管（"NG チューブ"）

　胃管（nasogastric チューブ）の先端は，先端近くに空いている側孔も含めて胃内にあるべきです。胃内でチューブが前後方向に走っていると写真上は短く見え，浅く見えることがありますが，側孔と先端の位置が確認できる場合は，

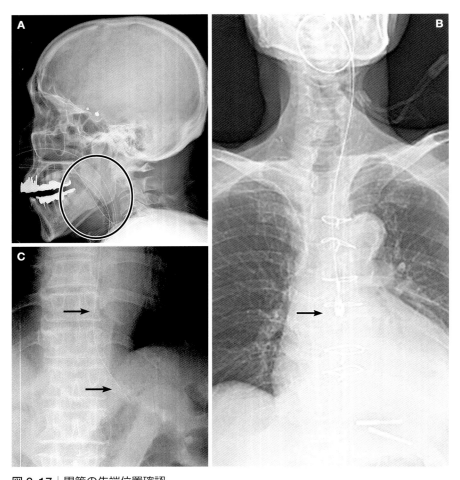

図 2-17│胃管の先端位置確認
A：頭部単純写真（側面像），B：胸部ポータブル写真，C：拡大像　胃管挿入後の確認写真。　A：胃管が喉頭で反転している（○印）。B：胃管の先端は食道内である（→）。C：胃管の側孔位置（→）。

（実際にはそんなに簡単ではないが）その距離が短くなることで確認できますし，口腔内も含め途中の経路が確実にたわんでいない時は，固定部での長さ表示を参考に，位置を想定できると思います。口腔内でたわんでいる時には，固定部での長さが意図したとおりであっても，先端が手前にあることはあり得ます（**図 2-17**）。

　胃管挿入後，先端位置確認のために単純写真が撮られます。

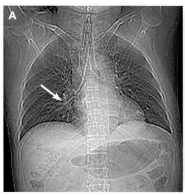
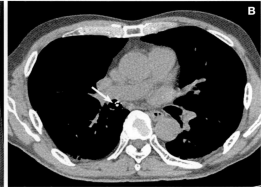

図 2-18 │ 胃管
A：CT スカウト像，B：CT　胃管の先端が右主気管支に誤挿入されています (→)。

　図 2-17A では，胃管は咽頭部で反転しています。正直，A のような写真を見ることはあまりないと思います。意識のある患者さんならむせ込んだり，苦しんだりするでしょうね。図 2-17B では胃管の先端は食道内にあります。もし，鼻孔での挿入長が十分であるのならば，途中でたわんでいることが想像されます。図 2-17C では先端は胃内にかろうじてありそうですが，口側の側孔 (→) は食道内にあります。胃管の側孔は，ものによっては先端から約 8cm まであります。胃管を挿入した後，単純写真を撮影する以外にも先端位置を確認する方法として，チューブからの吸引やエアで押して心窩部で聴診して確認する，などをみなさんは行っていると思います。図 2-17B や図 2-17C でも食道内に貯留物や空気があれば吸引すればそれらが引けるでしょうし，聴診でも，あたかも先端が胃内にあるように心窩部で聞こえてしまう可能性があります。胃管の留置には栄養剤・薬剤の投与や胃内容のドレナージの目的が考えられますが，位置が不適当であればドレナージも不良であるでしょうし，食道に胃管の先端がある状態で栄養剤を流すと食道内を逆流して誤嚥を起こしてしまう危険があります（適切に胃内に先端があっても誤嚥するリスクはありますね）。
　確認のための撮影を行って，先端位置をしっかり確認する必要があります。

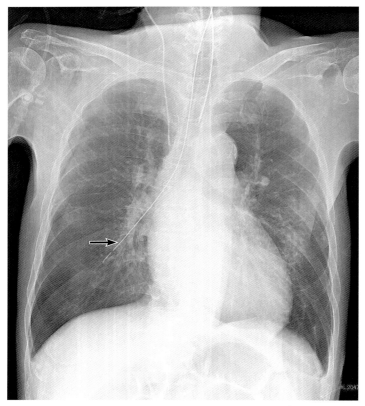

図 2-19 | 胃管
胸部ポータブル写真　胃管が右主気管支に挿入されている（→）ことがわかる。

　図2-18の症例はいかがでしょうか。図2-18Aは単純撮影ではないのですが，本書を通じて皆さんになじみをもっていただこうと考えているCTのスカウト像です。この患者さんは気管挿管されているのですが，挿管チューブのカフの脇をすり抜けて胃管が右主気管支に入っています（図2-18B）。普通，意識のある患者さんでしたら激しくむせ込んだり，苦しがったりするはずですが，意識のわるい患者さんではそういったことがみられないことも十分に考えられます。この状態で栄養剤や薬剤を投与してしまったらどうなるか，想像に難くないですね。そんなことある？　と思われるかもしれませんが，この先端が右主気管支に入っている状態でも位置確認のためのいわゆる「**偽の胃泡音**」が聞こえてしまうことがあり得ます。それのみで胃管位置OKです，としてしまったら・・・。

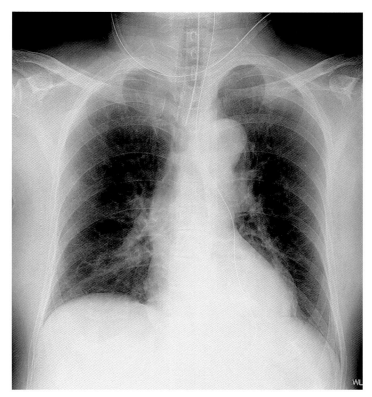

図 2-20 | 胃管
胸部ポータブル写真　胃管挿入後のポータブル写真です。胃管の走行に着目しましょう。

　やはり，安全な治療を行うため，正確な位置を把握するために，確認の撮影は行うべきですね。
　図 2-19 も，胃管が右主気管支に入っている単純写真です。こういう単純写真が存在するということは，このような状態でも挿入時に「胃の中に入っている」という実感を持ってしまうことがあるということです。

…

　胃管の最後に，この症例を呈示します（**図 2-20**）。
　脳出血で入院した患者さん。上級医から「胃管入れておいて」と言われて胃管を入れました。胃内容物も引けるし，胃泡音も OK。だけど一応，単純写真も撮影しました。看護師から胃管どうですかと聞かれ，「まあ，少し浅いかも

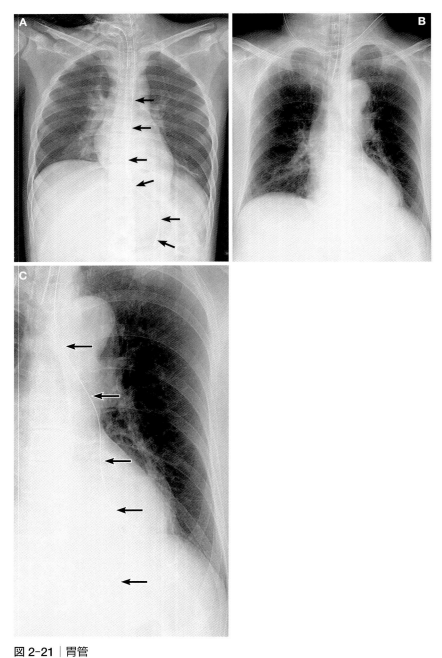

図 2-21 | 胃管

A，B：胸部ポータブル写真，C：B の拡大像　B の胃管の走行は A と比べて椎体から離れたところを走行しています（C：→）。

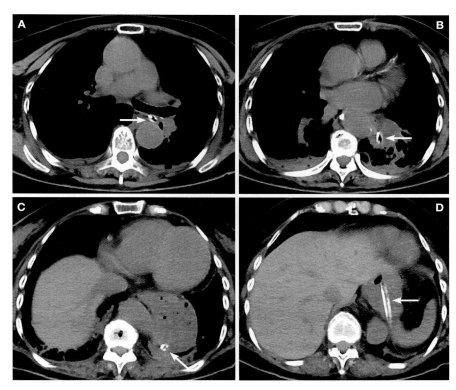

図 2-22 | 胃管
A〜D：CT　大きな食道裂孔ヘルニアがあり，食道が大動脈をまたぐように走行していることがわかる。

しれないけど OK です，使ってください」。みなさん，いかがですか？
　図 2-21A と B の胃管の胃までの走行を見比べて，なんか変だなって思いませんか。B は A に比べて椎体から離れたところを走っていることに気付きましたか（C：→）。
　実は，大きな食道裂孔ヘルニアがあり，食道が大動脈の前をまたぐような走行になっていたのです（図 2-22）。胃内に留置するという目的はもちろん達成されているわけですが，CVC の時と同様に正常の食道の走行（胃管の走行）が頭に入っていれば，この走行は何かおかしいということに気付くと思いますし，気付くようになっていただきたいと思います。ちなみに，研修医は誰も走行がおかしいという認識を持っていませんでした。結果的には気付かなくてもよいのですが…。

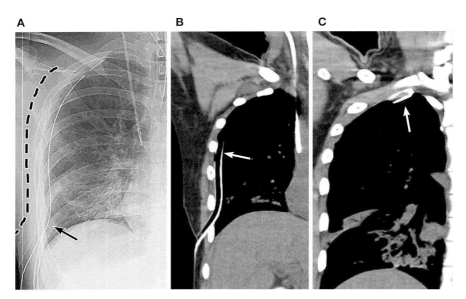

図 2-23│正しい胸腔ドレーン
A：胸部ポータブル写真，B，C：CT（冠状断像）　正しく留置された胸腔ドレーンは，刺入部で緩やかなカーブを描き（A：破線），外側部を伝って肺尖方向へ向かっています。チューブが胸壁に沿って走行するためです（A～C：→）。

4 胸腔ドレナージチューブ

　　ここからは胸腔ドレナージカテーテルについて述べます。詳しくは6日目（気胸）や補講①（外傷）でも述べていきます。ですから，ここでは，大まかにドレナージカテーテルがどのような走行をしていれば適切なドレナージを期待できるか，もしくはこの走行では位置の修正を検討しなくてはならないということを頭に入れましょう。

　適正に挿入されたチューブは，胸腔に入った後胸壁に沿って進むため，画像上は刺入部で緩いS字もしくは逆S字を描いたように見えます（**図 2-23**）。

　胸腔の胸水，血胸などの液体が処置対象であるときには背側に，気胸が処置対象であるときには腹側にチューブ先端が向かうように意識しましょう。

カテーテル・チューブ類

> コラムというか意見。何でもかんでもドレナージは肺尖に向けて？　胸水のドレナージの場合，肺尖部に向けて入れる一辺倒でいいのだろうか。3日目でもやるとおり，胸水は肺底部から溜まってくる。肺尖部に溜まっているのは本当に大量な状態だ。最初から肺底部に向けて入れるのでもいいのではないかと思う。

　図2-24で，チューブは直線的に肺門（○印）方向へ向かっており，葉間に入っているものと思われます。イメージしてみましょう。ドレナージチューブが葉間に入っていたら，胸腔内の空気や液体を適切にドレナージできるでしょうか。対象となる病態が改善していることや，対象となる病態の経時的変化を画像上きちんと評価し，臨床的に問題となる前に位置を補正できるようにしたいですね。そのためには，気胸と液体貯留の画像評価も適切に行わなければなりません。

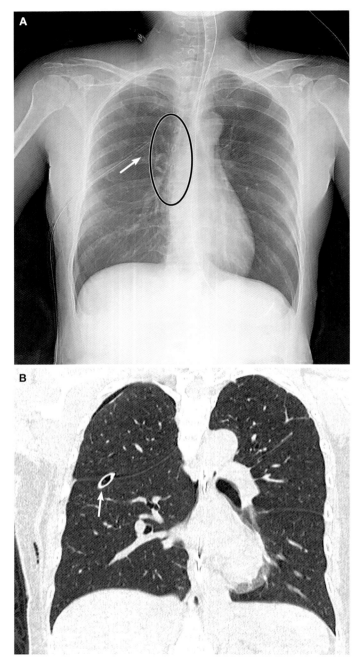

図 2-24 | 葉間に挿入されている胸腔ドレーン
A：胸部ポータブル写真，B，：CT（冠状断像）　A：ドレナージチューブは肺門（○印）に向かって走行している。B：CT では葉間に入っていることが確認できる。

カテーテル・チューブ類

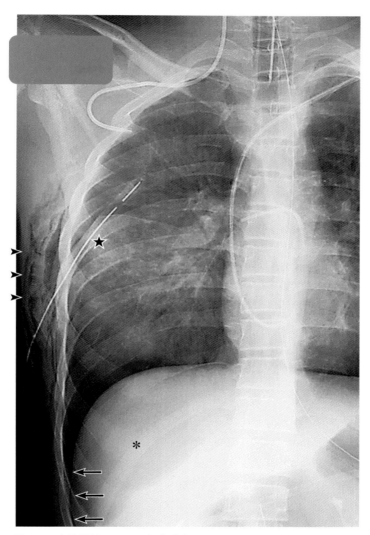

図 2-25 | 葉間ドレーンで気胸残存
胸部ポータブル写真 右胸腔ドレーンが留置されているにもかかわらず，肺底領域の透過性は亢進しており（＊：basilar hyperlucency），deep sulcus sign（→）がみられる。皮下気腫（▶）もみられ，気胸が残存しているサインである。

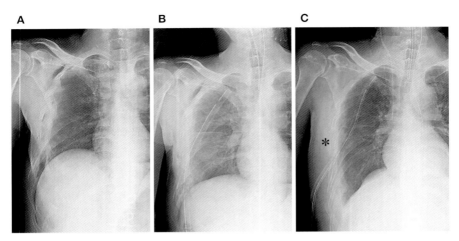

図 2-26｜留置部血腫
A〜C：胸部ポータブル写真　右胸腔ドレーンが留置されている。気胸を示す所見は改善がみられるが，右側胸部の腫脹が経時的に増悪している（＊）。左右差の対比も必要ですが，胸壁内の血腫が疑われます。

　図 2-25 で胸腔ドレーンは直線的に肺門やや上方へ向かっています（★）。肺底領域では横隔膜に重なる領域の透過性が亢進しており（＊：basilar hyperlucency），本来，肝臓が存在するにもかかわらず黒っぽく見えます。また，右肋骨横隔膜角はぐっと深くなっており（→），deep sulcus sign とよばれます。これらは，入っているにもかかわらず気胸が残存している像です。これらのサインも後々（6 日目で）解説しますのでご心配なく。
　右側胸部の皮下気腫の経時的な増加がないかも気になる所見です。**皮下気腫の増悪はドレナージ不良を表すサインである場合があります**（▶）。また，右鎖骨下静脈から留置されている CV カテーテルは右内頸静脈に向いていますね。
　次は右多発肋骨骨折，外傷性気胸に対して胸腔ドレナージが行われた症例を見てみます。**A→C**の順で経時的に見ていきましょう（**図 2-26**）。胸腔ドレーンの走行は，もしかしたら葉間かもしれませんが，気胸の所見は改善しています。しかし，右側胸部に注目すると，皮下気腫は消失していますが，左側に比して明らかに腫脹しており（＊），胸壁内の血腫が疑われます。

カテーテル・チューブ類

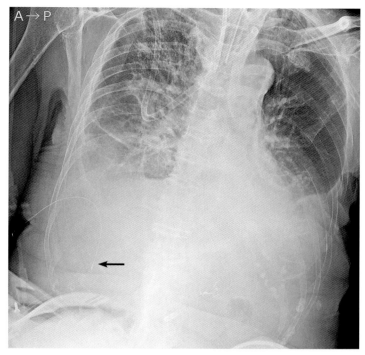

図 2-27 | 腹腔内留置
胸部ポータブル写真　カテーテルは，目的とする胸腔内ではなく腹腔内に留置されています。横隔膜の高さは呼吸で大きく変動するので注意が必要です。

　図 2-27 では，右胸水をドレナージするため，アスピレーションカテーテルが留置されました。留置後，排液が不良なため，確認すると腹腔内への留置が疑われたため，抜去。新たにドレナージチューブを挿入されました。呼吸や大量腹水の存在などにより，横隔膜の高さは大きく変動しますので，注意が必要です。
　ドレナージ後の所見の解釈については，**6 日目**（気胸）や**補講①**（外傷）で詳しく述べていきます。ここではまず，**適正に挿入されたチューブは，胸腔に入った後，胸壁に沿って進むため，画像上は刺入部で緩い S 字（右）もしくは逆 S 字（左）を描いたようにみえる**ということを頭に入れておきましょう。画像の解釈は後ほど詳しくやっていきますのでご安心ください。

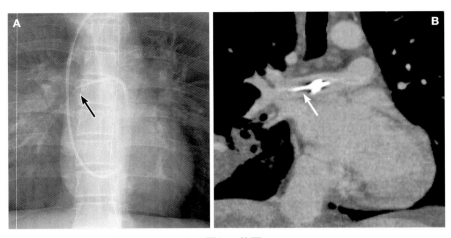

図 2-28 | スワン・ガンツカテーテルの正しい位置
A：胸部ポータブル写真，B：CT（冠状断像）　右主肺動脈内にあるカテーテル先端はおおむね
「椎体と重なる範囲」にあれば OK です（→）。

5 スワン・ガンツカテーテル

　スワン・ガンツカテーテル先端は左右肺動脈本幹に置かれるべきです。ここでバルーンを膨らませることにより，バルーンが血流に乗って遠位に流れ，肺動脈を塞ぐことにより圧が測定できる仕組みです。ポータブル胸部写真上は，おおむね**「椎体と重なる範囲」**であり，末梢側に延びている必要はありません（図 2-28）。

　一方で，左肺動脈は主気管支を乗り越えるようにして前後方向に走行するため画像上は短く見えます（図 2-29）。

　合併症としては，留置位置の異常以外では，先端が末梢にある状況下でバルーンを膨らませることで生じる肺動脈損傷も知られています（図 2-30，図 2-31）。

　この症例（図 2-30）はいかがでしょうか？

カテーテル・チューブ類

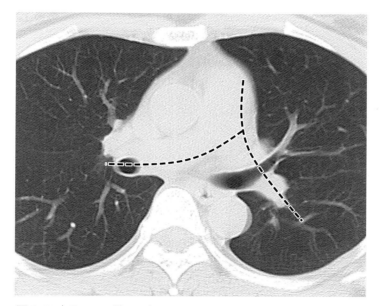

図 2-29 | スワン・ガンツカテーテルの正しい位置
CT 肺動脈の走行（破線）を確認しましょう。右肺動脈は椎体を横切るように左右方向に走行しますが，左肺動脈は左主気管支を乗り越えるように前後方向に走行するため短く見えます。

　右内頸静脈アプローチでスワン・ガンツカテーテルが右肺動脈に留置されています。カテーテル先端は椎体を越えていますね（**図 2-30A**）。CT で確認すると先端は右肺動脈中葉枝にあります（**図 2-30B，C**）。後述する肺動脈損傷のリスクがあります。

合併症：肺動脈損傷
　そうは言っても，意外とスワン・ガンツカテーテルが深く挿入されているポータブル写真を皆さんもご覧になったことがあるかもしれません。当然ながら深く挿入されたカテーテルによりすべての症例で合併症を起こすわけではありませんが，時にこれから提示する肺動脈損傷を起こす可能性があり，注意が必要です。

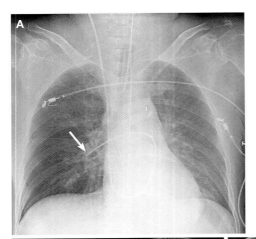

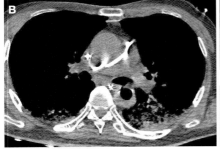 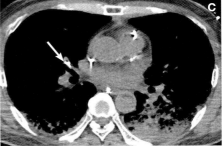

図 2-30｜スワン・ガンツカテーテル
A：胸部ポータブル写真，B，C：CT　カテーテル先端（→）は右肺動脈本幹ではなく中葉枝内にあることがわかる。肺動脈損傷のリスクがあります。

カテーテル・チューブ類

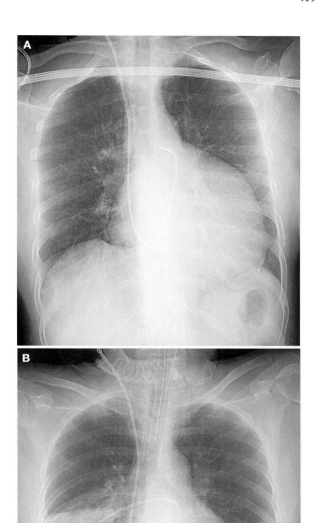

図 2-31 ｜ 肺動脈損傷

A, B：胸部ポータブル写真　スワン・ガンツカテーテルが留置された A と B, 2 症例です。A のカテーテル先端は右肺動脈主幹部のようですが, B は右肺動脈下葉枝まで先端が進んでいます。そして, カテーテル先端周囲には均等な濃度上昇がみられ (→), カテーテルに伴う肺動脈損傷, 出血が考えられます。

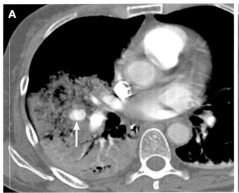
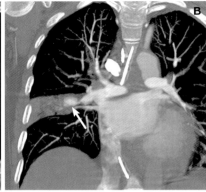

図 2-32 | カテーテルによる肺動脈出血
A：CT 横断像，B：CT（冠状断像），C：血管造影　肺動脈損傷，および仮性動脈瘤（→）が認められ，コイル塞栓術による止血が行われました。

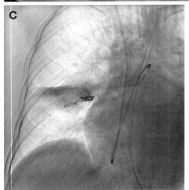

6　PCPS カニューレ（経皮的心肺補助装置カニューレ：VA-ECMO）

　大動脈への送血量と同等の血液量を抜く必要があるため，ある程度のスペースと血液量を有する右房あたりでの脱血が選択されます（**図 2-33**）。また，送血管は多くの場合大腿動脈から挿入され，先端は外腸骨動脈内に留置されます。
　さて，PCPS（percutaneous cardiopulmonary support）にもしかしたら皆さんはあまりなじみがないかもしれませんが，脱血管はほとんどの場合，右大腿静脈アプローチで挿入されています（**図 2-34**）。その理由がわかりますか？
　右鼠径アプローチの場合と左鼠径アプローチの場合，下大静脈から右房までに至る過程を比較するとどちらが直線的でしょうか？　右鼠径からのアプロー

カテーテル・チューブ類

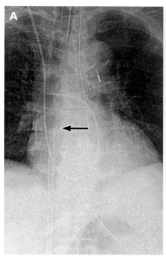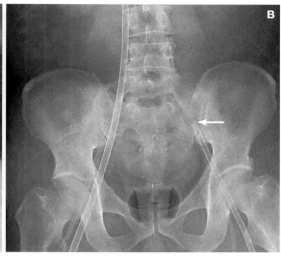

図2-33 PCPS　脱血管と送血管
A：胸部ポータブル写真，B：骨盤部ポータブル写真　A：左鼠径部，大腿静脈から挿入された脱血管先端は横隔膜のレベルを越え，右房内に置かれています（→）。B：送血管は，逆行性に血液を送るように鼠径部から外腸骨動脈内に留置されています（→）。

チですね。左鼠径アプローチの場合，下大静脈壁にあたってうまく上に向いてくれないことがあります。その場合に押したり引いたり脱血管を動かすと，腸骨静脈損傷や下大静脈損傷を引き起こすリスクが高くなります。救急の現場では必ずしも透視が使えない状況での挿入も多く，右鼠径アプローチが好まれます。

7 IABP（intra aortic balloon pumping）カテーテル

カテーテル先端はできるだけ心臓に近いほうがよく，弓部直下の下行大動脈近位部（左鎖骨下動脈分岐後の近位下行大動脈）に来るようにします（図2-35）。図2-36では，IABPのバルーン前後のマーカー位置が不適切で，静脈内留置となってしまっています。

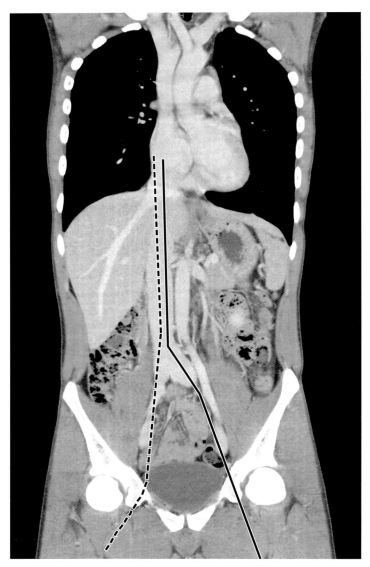

図 2-34 右および左鼠径部からアプローチした場合の右心房までの経路
CT（冠状断像） 右（破線）からアプローチしたほうが，左（実線）よりも直線的であることがわかります。

カテーテル・チューブ類

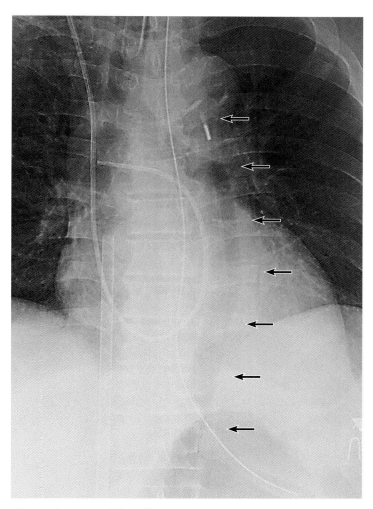

図 2-35 | IABP の正しい位置
胸部ポータブル写真 カテーテル先端マーカーは，大動脈弓部直下の近位下行大動脈に位置しています。膨らんだバルーンが大動脈の走行に一致して，透亮像として認められます（→）。

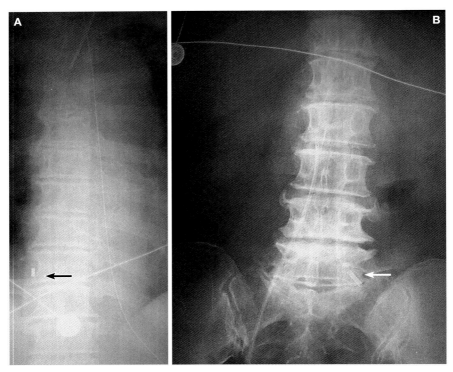

図 2-36 | 静脈内 IABP 留置
A, B：ポータブル胸部写真　動脈内に留置されるべき IABP カテーテルが静脈内に留置されています。右房入口近くと左外腸骨静脈内に遠位と近位のバルーンのマーカーが認められ（→），カテーテルが静脈内に留置されていることがわかります）。

8 IABO（intra aortic balloon occlusion）

　IABO をご存じですか？　IABO とは大動脈内でバルーンを膨らませることで，バルーン以遠の血流を遮断，もしくは低下させることにより出血のコントロールをはかる処置のことです。REBOA（resuscitative endovascular balloon occlusion of the aorta）ともよばれています。

　以前は 10Fr 以上のバルーンカテーテル挿入が行われていましたが，現在では 7Fr のバルーンカテーテルが登場し，より安全にこの手技を行うことができるようになりました。挿入手技については成書に譲ります。

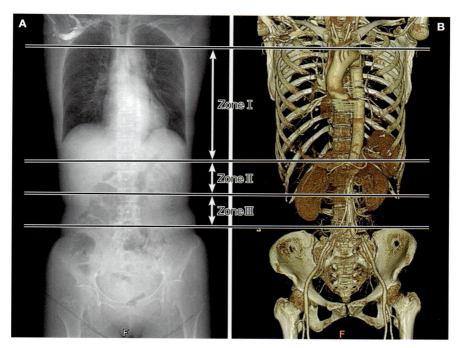

図 2-37 │ IABO
A：ポータブル写真，B：ボリュームレンダリング像　下行大動脈，腹部大動脈を Zone I〜III に分け，目的に応じてバルーンを膨らませるポジションを決めます。

　図 2-37 のように，下行大動脈，腹部大動脈を Zone I〜III に分け，（primary survey やその後の CT で判明した）出血源によりバルーンのポジションを合わせます。先ほども述べたとおり，バルーン以遠の血流を遮断もしくは低下させるわけですから，出血源と考えられる部位よりも末梢側でバルーンを膨らませても意味はなく，むしろ，出血を助長させてしまう可能性があります。
　具体的には，Zone I では腹腔動脈分岐レベルよりも頭側にバルーンを留置します。胸腹部や骨盤が出血源の場合に用います。Zone III では腎動脈～腹部大動脈が両側総腸骨動脈に分岐するレベルの間にバルーンを留置します。骨盤骨折に対して用います。Zone II は，Zone I と Zone III の間で通常ここにバルーンを置くことはありません。

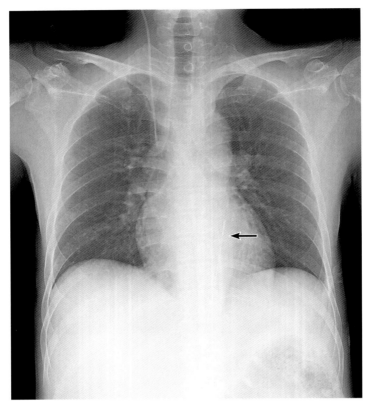

図 2-38 | IABO
胸部ポータブル写真　バルーン先端は Zone I にあります（→）。

　実症例を提示します（**図 2-38**）。腹部刺創，出血性ショックに対してバルーンカテーテルが挿入されています。先端位置は **Zone I** にあります（→）。
　当たり前ですが，出血源よりも末梢側である **Zone III** に留置したら，さらに出血を助長させてしまいますよね。
　図 2-39 の患者さんも外傷症例ですが，IABO が同じ **Zone I** でもより中枢側に留置されています。
　バックボードに乗ったままであることがおわかりいただけると思いますが，

カテーテル・チューブ類

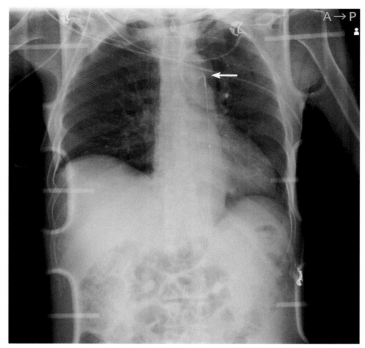

図 2-39 │ IABO
胸部ポータブル写真　バルーン先端は Zone I にあります（→）。もし，この後血管造影室へ移動するようなら，手技の前に透視でバルーン位置が変わっていないか，まず確認しましょう。

　このように血管造影室ではなくて，初療室で挿入せざるを得ない状況（血管造影室へ行けるバイタルではない）もあります。
　また，この後，外傷症例において，IABO を入れてよいのか，胸部単純写真から読み取らなくてはいけないような状況も想定されるので，単純写真と IABO の関連については**補講①**（p.193）で話をします。
　ここでは，バルーンの位置（Zone I〜III）ぐらいのお話でやめますが，興味のある方は救急の本を参照ください。

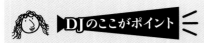

カテーテル・チューブ類の評価のポイント

- ポータブル写真だけでなく，CT であっても MRI であっても，画像評価の際には，正常像を常に意識し，カテーテル・チューブ類の位置は適切か，それに伴う合併症はないか，確認すること。
- カテーテル挿入後の撮影は，単に先端位置の確認だけではない。その走行に異常がないかも確認すること。
- カテーテル・チューブ類は，いつも指差喚呼するくらいの気持ちで確認しましょう。

カテーテル・チューブ類

Q 60歳代，男性，急性心筋梗塞によるCPA蘇生後，ICU入院。
カテーテルやチューブの位置を評価してみよう。

解答・解説

A 胃管の先端が胃内に届いておらず，胃内のガスが目立つ（＊）

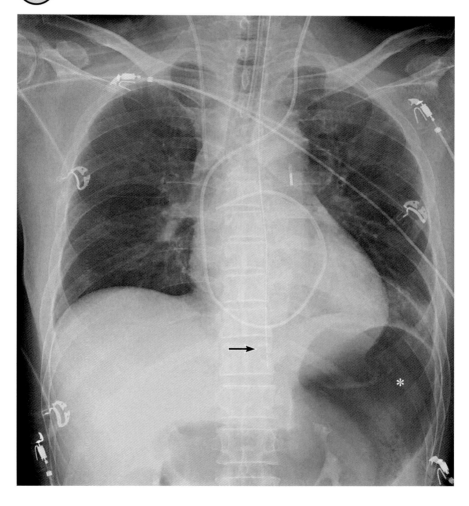

すべての画像を読影するときには，必ずカテーテル・チューブ類の位置は適正か，関連する合併症はないか，確認するようにします．CTであってもMRIであっても，どんな画像でもです．画像内には気管内チューブ，右内頸静脈からCVカテーテル，左内頸静脈からスワン・ガンツカテーテル，大動脈内にはIABP，また胃管が留置されています．そのなかで，胃管の先端は胃内に届いておらず（→），胃内のガスが目立つことがわかります（＊）．

　その他のカテーテル・チューブ類の先端位置は，おおむね良好です（正しい位置はこの2日目でご確認ください）．

コラム② 臥位か坐位か

　本書を読んでいただくとわかると思うのですが，身体診察結果と合わせて適切に読影すれば，きちんと撮影された臥位の胸部X線写真では，意外と多くの情報を評価することができます．

　一般に，患者さんの状態が良くなってくれば，撮影室に移動できない状態であっても，身体を起こした体位での撮影を選択される医師は多いと思います．しかし，坐位の撮影には問題があります．坐位の撮影では，患者さんの起き上がり具合が一定でないことが多く，X線管球との向き合い具合も撮影のたびに変わりやすいため，X線写真評価の際に大変重要な，**経時的変化**を判定できなくなってしまうのです．

　したがって，ポータブル撮影が考慮されるような，継続して状態変化を評価しなければならないような患者さんでは，できる限り臥位での撮影を続けたほうがいいと思います．ただし，ある一時点だけで胸水があるかないかの判定を行いたい場合は，坐位の写真のほうがわかりやすいことはあります．もっとも，本書を読んで適切な読み方を身に付けた読者にはそうした機会はより少なくなるはずですが・・・．

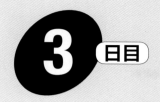

重症患者における水の動きと浮腫, 胸水

"人の目に水見えず"

はじめに

胸腔という容器のなかでの水の溜まり方を知る

胸水を示唆する画像所見の成り立ちを知る

1. 肺底部傍椎体領域の透過性低下 ● 2. 左傍脊椎線の偏位, 消失 ● 3. 下行大動脈辺縁の不明瞭化 ● 4. 横隔膜上縁の不明瞭化 ● 5. 肋骨横隔膜角の鈍化 ● 6. apical cap ● 7. 大動脈弓陰影の不明瞭化 ● 8. 心辺縁の不明瞭化

皮下の浮腫の経時的評価も忘れずに

症例

70歳代，男性，呼吸苦にて救急搬送された

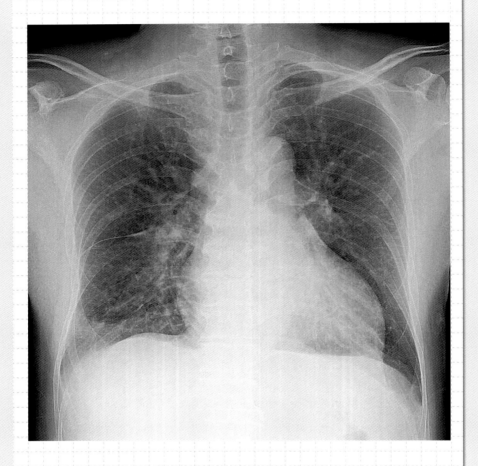

Q 胸部ポータブル写真での評価は？ 特に胸水の有無について考えてみよう。

➡解答・解説は p.107

重症患者における水の動きと浮腫，胸水

ねえねえ，ICU に入院するって言ってた患者さん，胸水溜まってた？

CT を撮っていないので，あまりよくわからないのですが，ポータブルだとそれなりに溜まっていそうです・・・・。

それなりにって，それじゃダメでしょ。それじゃあ，「人の目に水見えず」だよ。胸水の評価のために毎回 CT 撮るの？

(「人の目に水見えず」？？？) いや，そういうわけにはいかないですけど・・・。

もちろんそうだよね。胸部ポータブル写真を見て，どういう所見があったら胸水はこれぐらい溜まっている可能性がある，逆に胸水はなさそうだ，とか考えたことある？

いえ，ないです・・・・。あまり意識して考えたことはありません。

ポータブルでこの所見があるから，胸水はこれぐらいだろう，とか，経時的にこういう所見があるから胸水は改善してきているだろう，とかわかったらいいことだと思わない？

そう思います。自分でもそうやって読めるようになったらいいなと思いますね。

OK，では今日は胸水の溜まり方と経時的に表れてくる所見を学んでいこう。これが理解できれば，ぐっとポータブルに慣れ親しめるようになるよ。

3日目

はじめに

「魚の目に水見えず」：身近にあって，自分に関わりの深いものはかえって気づかないことのたとえ（大辞泉）。

皆さんの目に水は映っていますか。胸水貯留を見逃していないでしょうか。

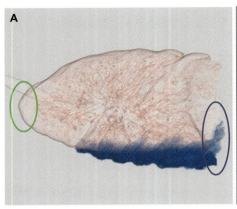 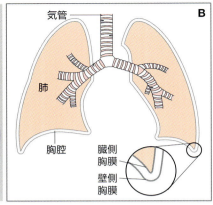

図 3-1｜胸郭の形状
A，B：シェーマ　A：臥位の場合，肺尖部（緑○印）と肺底域（青○印）を比べた場合，肺底域のほうが低いことがわかります。よって，胸水（青い染まり）は肺底域から溜まってきます。B：胸腔は臓側胸膜と壁側胸膜に囲まれた空間です。おさらいしましょう。

　胸部ポータブル X 線写真を ICU などで撮影する場合，坐位での撮影もありますが，ほとんどは臥位での撮影だと思います。立位の時と異なり，臥位の撮影ではいろいろな構造の見え方が異なり，それらを適切に解釈しなくてはいけません。3 日目では胸腔内での水の動きを皆さんに解説していきます。胸腔内での水の動きをイメージできるようになれば，ポータブル写真の読み方が飛躍的に上達すると思いますし，読むことが楽しくなってくるのではないかと思います。この本のメインは実はこのパートです！

胸腔という容器のなかでの水の溜まり方を知る

　胸腔という容器を想像してみましょう。胸腔は壁側胸膜と臓側胸膜により形成される空間です（**図 3-1B**）。通常，画像でその 2 つの膜を認識することはできません。また，胸腔内には 5〜10mL（0.1〜0.2mL/kg）の液体（胸膜液）が生理的に貯留しており，潤滑油のような役割を果たしています。胸水とは胸腔内に異常な液体が貯留した状態ないしはその液体をいいます。
　先に述べたとおり，ICU など集中治療領域では患者さんは臥位をとっていることが多く，ポータブルの撮影も臥位がほとんどですね。その場合，水はどのように溜まっていくでしょうか。いろいろなところから無差別に溜まってい

重症患者における水の動きと浮腫，胸水

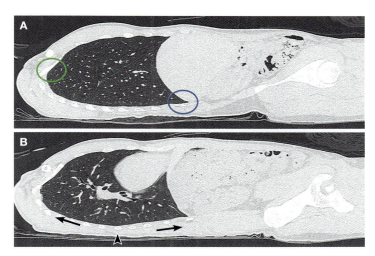

図 3-2 | 臥位における高さのイメージ
A，B：CT（矢状断像）　A：図3-1Aと同様です．臥位では肺尖部（緑○印）よりも肺底域（青○印）が低くなります．B：症例によっては最も低いのが胸椎レベルのこともありますが，水の溜まりは基本的に肺底域方向に起こります．

きますか？　そんなわけはないですよね．水は基本的に**低いところ**から溜まっていきます．**図3-1**は水の貯留を表したものです．青い染まりは胸水を表しています．臥位では，はじめ背側の肺底域から貯留してきます〔肺尖領域（**緑○印**）より肺底域（**青○印**）が低いからです〕．

どうですか，イメージできましたか？　実際のところ，「うーん，それはそうなのだろうけれど，ちょっとこの図だけではイメージしにくい」という方もいらっしゃるのではないでしょうか．

ですので，実際の画像ではどう見えるのかを見ていきましょう．そうすれば具体的に頭の中に入るはずです．

さて，**図3-2**はCTの矢状断像です．このなかで，一番低いところはどこでしょうか．肺底部（**図3-2A 青○印**）ですね．よかったら皆さんの施設の画像システムでも確認してみてください．このように，胸水は胸腔のなかでも一番低い肺底部から貯留してきます．

なかには**図3-2B**の症例のようにTh8レベル付近が一番低くなる（▶）症例もありますが，胸水が増加した時，次に肺底領域，肺尖領域どちらに溜まっていきやすいかと考えると，答えはもちろんより低い肺底領域ですね．

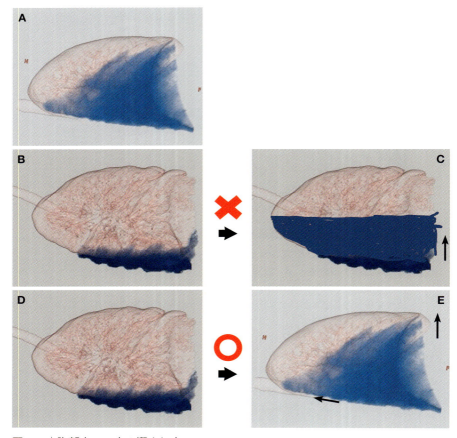

図 3-3 | 胸郭内での水の溜まり方
A〜E：シェーマ　胸水は単純にその水位を増すわけではなく（B→C），肺の周りを這うようにして頭側および腹側へ楔状に進展する（D→E）。

胸水を示唆する画像所見の成り立ちを知る

　ICUでポータブルを撮影して，どのような所見があったら胸水の量はだいたいどれぐらいで，逆にこういう構造が前日と比べて見えてきたら，胸水は改善しているのだ，と読むことができたらすごくいいし，楽しいだろうなと思いませんか。きっと，そう考えている方が本書を読んでいただいているのだろうと思います。「肺野が昨日よりも何となく白っぽいから胸水は増えているんだろうな」とかいうのでは，ポータブル写真からの情報を引き出せていないですね。

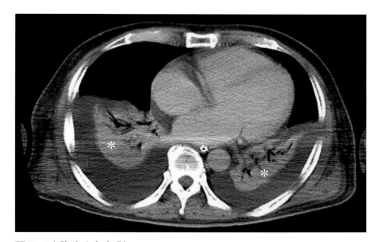

図 3-4｜胸水と無気肺
CT　胸水により押しつぶされた肺が含気を失い無気肺となっている（＊）。

　ここからは，胸水を示唆する画像所見の成り立ちを見ていきます。「胸水が増えてくると，こういう所見が見えてくる，普通なら見えているこういう構造が見えなくなってくる」というものです。逆に考えると，「胸水が改善してくる過程ではこういう構造が経時的に見えるようになってくる」というものです。
　まずは，胸水が増えてきた場合の溜まり方を大雑把にイメージしてみましょう。肺底部から溜まり始めた胸水が増えてくると，**肺の周りを這うようにして埋め，囲い，頭側方向へ進展していきます**。
　水の溜まり方は，**図 3-3** のように胸腔という容器のなかで単純に水位が上がってくるというわけではありません。
　胸水は肺の周りを這うようにして埋め，囲い，徐々に頭側へ進展します。ある程度量が増してくると，肺を下から押しつぶします。みなさんも胸水により押しつぶされた肺が無気肺（**図 3-4：＊**）となっているのをご覧になったことがあるでしょうか。
　ここからは，胸腔内の液体貯留（あえて液体貯留と書いたのは，外傷に伴った血胸でも同様のことが言えるからです）を示唆する所見，および増加に伴ってどのような画像所見が現れてくるのかについて，出現してくる異常を順に解説します。そして，最後にそれらの所見をまとめて，経時変化で増悪をイメージできるようにしていきましょう。
　それから，もう1つ。**水位が上がってくる**というイメージ。ここではポータ

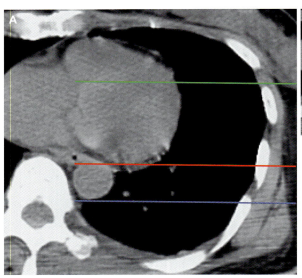
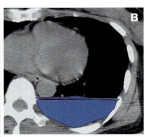

図3-5A，B｜胸水の溜まりを水面の高さでイメージする①
CT（横断像）　A：頭の中でそれぞれのラインまで水位が上がったときのCT像をイメージしよう。B：大動脈縁背側レベルまで水位が上がるとき，このようなイメージになります。

　ブル撮影ですから，患者さんは臥位です。立位での溜まり方とは異なります。実際に臥位の場合の構造物の高さをイメージしてみましょう（**図3-5**）。これまでにも述べた通り，水位は単純に上がってくるわけではないのですが，結果としてこの3つのラインまで水位が達したらどうかということを考えてみましょう。この後に出てくるいろいろなサインの解釈に役立ちます。
　まずは横断（水平断）でイメージしてみよう。
　例えば，まず，水位が**青いライン**（大動脈縁背側）まで上がってきたら。肺底部は水で埋め尽くされ，含気がなくなります。この状態が「**肺底部傍椎体領域の透過性低下**」につながります。
　次に**赤いライン**（大動脈縁腹側の高さ）まで水位が上がってきたら。大動脈の周りは水で埋め尽くされます。つまり，大動脈の辺縁は不明瞭になります。矢状断でも考えてみましょう。下行大動脈の高さまでの水位はこのようなイメージです。
　緑のライン，つまり，心臓辺縁を埋め尽くす高さまで水位が上がったら。かなりの水位の胸水が溜まっていることがわかりますね（このラインの高さ）。

重症患者における水の動きと浮腫，胸水

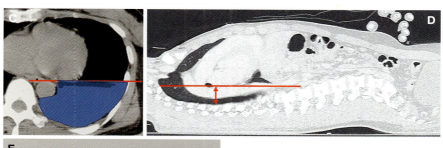
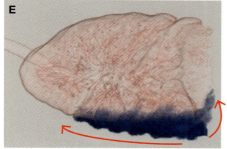

図 3-5C〜E｜胸水の溜まりを水面の高さでイメージする②
C：CT（横断像），D：CT（矢状断像），E：シェーマ　大動脈縁腹側まで水位が上がると，大動脈と肺で作られる境界は不明瞭となります．矢状断での水位の高さのイメージ（D）．

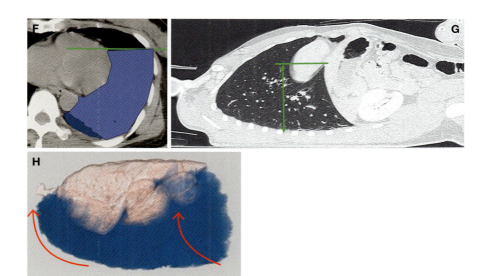

図 3-5F〜H｜胸水の溜まりを水面の高さでイメージする③
F：CT（横断像），G：CT（矢状断像），H：シェーマ　心辺縁の高さまで水位が上がるということは（F），臥位の場合，矢状断で見ると，この高さまで水位が上がっているイメージになります（G）．

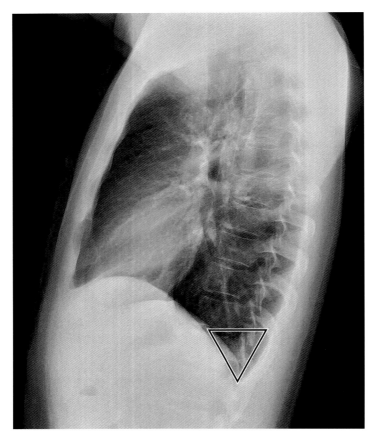

図 3-6 ｜ 立位での肋骨横隔膜角
胸部単純写真（立位側面像） 立位では▽を埋めるような少量の胸水でも肋骨横隔膜角の鈍化が起きる。

　ここまでだけでも何となくイメージできませんか？　ポータブルが読みたくなったでしょう。
　例えば，**青いライン**までの水位では，ポータブル撮影をすると大動脈陰影は確認できそう。だけど，**赤いライン**まで水位が上がってしまうと，下行大動脈陰影は見えなくなりそう。緑のラインまで来たら，心臓辺縁さえわからなくなってしまうだろう，と。
　ということは，ポータブル写真で下行大動脈陰影が見えなくなっているということは，もしその段階で **CT を撮ったら**，「このような画像となっているはず」と推測できますね。

重症患者における水の動きと浮腫，胸水

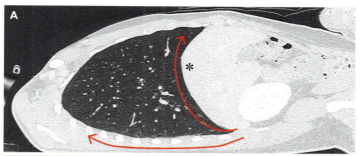

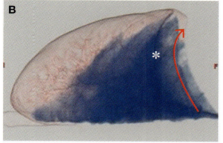

図 3-7 | 臥位における胸水の溜まり方
A：CT（矢状断像），B：シェーマ　臥位において横隔膜上縁や肋骨横隔膜角を鈍化させるには立位と比べると多くの胸水貯留が必要となることがわかる。

　立位での胸水貯留を示唆する所見として，**肋骨横隔膜角の鈍化**があります。立位と臥位ではその解釈は異なります。立位でも臥位でも，横隔膜を埋めるような胸水貯留がなくては横隔膜上縁の不明瞭化や肋骨横隔膜角の鈍化は起こりません。立位では水は純粋に低いところへ溜まっていくわけですから，肋骨横隔膜角の鈍化は少量の胸水でも起こってきます。**図 3-6 の**▽ぐらいの胸水貯留でも肋骨横隔膜角の鈍化が起こってくるのです。

　臥位においては今までも示しているとおり，**図 3-7** のような水の溜まり方をしてきます。ということは，横隔膜上縁（＊）や肋骨横隔膜角が不明瞭となった時点で胸水の水位は上がっており，すでに相当量の胸水貯留があることが

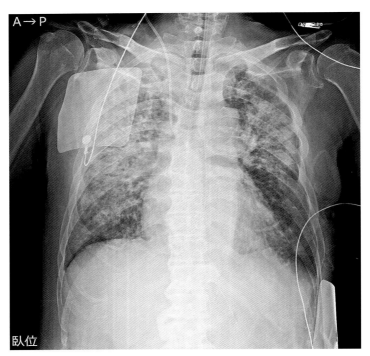

図 3-8 | 胸水貯留をイメージする
胸部ポータブル写真 この写真において胸水貯留はあるのか。あるのなら
どれくらいかをイメージしてみましょう。

推測されるのです。

　3 日目はこの本のキモとなる部分なので，実は各論にまだ入っていないのですが，各論に入る前に 1 枚の単純写真を見てみましょう（**図 3-8**）。

　人工物や両肺野の所見も，もちろん大切です。しかし，ここでは胸水がどのような動態を示しているかにターゲットを絞ります。

　さて，この患者さんに胸水貯留はあるでしょうか？　あるとしたら左右どちらにどのくらいの胸水があるでしょうか？　それを読み取るのが本日の目標です。今わからなくても大丈夫です！　それを読み取るための各論の解説をこれからしていくのですから。

　「これぐらい胸水が溜まっているな」とか「昨日よりも減っていそう／増えていそう」と読影している自分を想像したら，きっとこの項を読む力も入るでしょう。臨床にそのまま生かせるのですから。

…

重症患者における水の動きと浮腫, 胸水

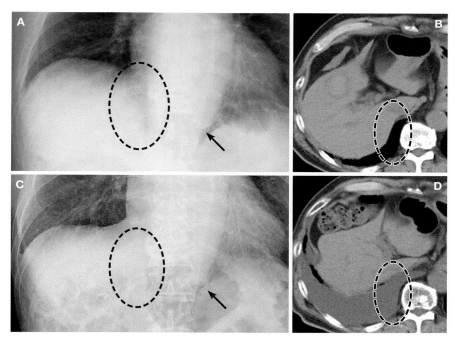

図 3-9 | 肺底部傍椎体領域の透過性低下
A, C：胸部ポータブル写真, B, D：CT　A では右傍椎体領域の含気が良好であることを示す逆三角形がみられ (**A**：○印), CT でも良好な含気を確認できる (**B**：○印)。一方, **C** では逆三角形はみられず (**C**：○印), CT では胸水により含気が低下していることがわかる (**D**：○印)。左傍椎体領域の含気は A, C ともに良好である (**A**, **C**：→)。

それでは, これより, 各論に入ります。

1 肺底部傍椎体領域の透過性低下

傍椎体領域というのは右側では椎体と横隔膜, 左側では椎体か傍脊椎線と横隔膜により形成された領域のことです。

さて, 2 つの症例を提示します (症例 1：**図 3-9A, B**, 症例 2：**図 3-9C, D**)。

図 3-9A で椎体の右脇に境界がやや不明瞭な逆三角形の領域が見えるでしょうか (**破線○印**)。**この逆三角形が見えることが正常です。**これは**図 3-9B** でもわかるとおり, 椎体のすぐ脇にある程度の深さを持った空気が存在しているためです。この領域に例えば液体貯留が生じると, 空気が水に入れ替わるので (**図 3-9D**), この領域の透過性が低下して臥位のポータブル写真上は白っぽくなります (**図 3-9C**)。どうですか, わかりますか？

また，左側では**図3-9A，C**ともに椎体左側に黒い逆三角形が見えますね（→）。ということは，この領域に含気が残っていることを意味します。臥位でいなければいけない状態にある患者さん，例えば，気管挿管中・人工呼吸器管理中などでこのサインがみられれば，「換気が良好である」ということを示す非常に意義があるサインです。

ほかに，外傷患者さんにおける初回のポータブル写真でこの領域の含気が保たれていれば液体貯留（血液）がないか，あってもごくわずかということがわかるという点でも意義が非常に大きいです。

ただし，**注意が必要なのはこの領域が黒っぽく見える場合には基本的に含気が保証されますが，白っぽいからといって必ず含気低下の原因（水や無気肺，肺炎など）が存在するわけではありません。**脂肪の重なりや撮像条件で見えにくくなることもあります。実症例の読影時には左右差や経時変化，臨床的背景と合わせて判断することを心掛けてください。

2 左傍脊椎線の偏位，消失

左傍脊椎線（**図3-10A**）は，大動脈の裏側が椎体にくっついている部分の縁を見ている所見です。

椎体周囲の軟部組織と肺が下行大動脈後面で接するために形成された線で，大動脈弓部よりも下方にみられます。この線が不明瞭となっているということは，**図3-10D**で示す通り，下行大動脈までは至らなくても，それに近いところまでは水位が上がっている可能性がある，ということです。

この部分（**図3-10**：→）まで肺が入り込んでいるために見える所見で，含気の保たれた肺の存在を示す，最も背中側の（臥位の場合最も低い位置の）構造物となります。すなわち，**少量の液体貯留や含気低下により簡単に消失してしまう所見（構造）です。**左傍脊椎線は，液体貯留や無気肺で容易に消失してしまう線なので，左傍脊椎線の消失そのものだけでは鑑別が難しいことも多いですが，逆にこの線が肺底部にまで「すーっ」と伸びて見えている場合には，きわめて肺の含気がいい，液体貯留がほぼない，と考えることができ，ICUや外傷初療の際にはとても意義が深い所見です（ここで，今一度**図3-9A，C**および，**図3-10A，B**で確認してみてください）。

ICUに入院となる患者さんで，来院時には見えていたこの左傍脊椎線が，集中治療管理の際，輸液や透過性亢進の結果としての胸水や臥位による肺底部含気低下などによって，入院直後には消失し，状態が良くなって含気が戻って

重症患者における水の動きと浮腫，胸水

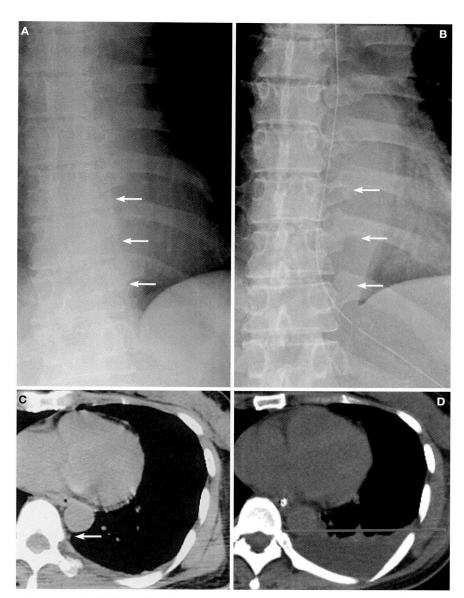

図 3-10 | 左傍脊椎線の偏位・消失
A, B：胸部ポータブル写真，C, D：CT　左傍椎体領域の含気が良好な場合（C）は左傍脊椎線が確認できるが（A：→），胸水や無気肺で左傍椎体領域の含気が低下すると（D），左傍脊椎線は確認できなくなる（B：→）。

くるとまた，見えるようになってくる，ということはよくあり，この線の見える・見えないで，患者さんの状態や病勢を推し量ることもできます。液体量がごく少量である場合には，この線が消えるのではなく，この線が外側にずれて見える（椎体辺縁とこの線との間の幅が開いたように見える），ということもあります（**図 3-11**）（少し難しいので実際には使いにくい所見です）。また，大動脈が椎体に接する位置が胸郭の形によっては，背中（底）から距離をおいて高い位置に位置している場合（肋骨の曲がり具合が大きく器として深くなっている感じの場合など）には，傍脊椎線の消失が中等量の液体貯留を示唆することもあります。いずれにせよ，肺底部まできれいに追えて見えている場合には，液体貯留はないか，ごく少量，と判断する材料として使うのがいいと思います。

3 下行大動脈辺縁の不明瞭化

肺底部背側から貯留してきた液体が，その水嵩を増して，いよいよ大動脈のレベルまで来た際に，肺（空気）によって縁取られてきた大動脈の辺縁が見えなくなるという所見です。大動脈レベルでシルエットサインが陽性になった，というわけです。

水位での高さで考えてみましょう。下行大動脈が見えなくなるレベルまで水位が上がっているわけですから，CT で水位は少なくとも下行大動脈を埋めるような高さまできているはずで，**図 3-12B** のようになります。

もちろん，無気肺や肺炎などでも起こり得る所見です。この所見が液体貯留を示唆する際には中等量以上の液体貯留を疑いますが，しばしば無気肺要素が強い場合もあり，解釈として**無気肺＋胸水は中等度**と表現することもあります。

4 横隔膜上縁の不明瞭化 / 5 肋骨横隔膜角の鈍化

胸腔の液体は，肺底部で貯留しはじめ，増量してくると水嵩を増しながら，肺底域では横隔膜に沿って上昇し，また，肺の脇に沿ってせり上がって行きます。この状態が，横隔膜上縁の不明瞭化や，次に示す肋骨横隔膜角（costophrenic angle：CP アングル）の鈍化として観察されるようになります。正常な場合，多くの症例では横隔膜の輪郭はくっきりと見えるはずなのですが，「ぼうっ」としているだけだと，横隔膜が見えていると認識してしまいがちです。しかし，「くっきり」と見えない，「ぼうっ」としている，という時点で，それはもう立派な異常所見だ，という認識を持つことが大切です。

重症患者における水の動きと浮腫，胸水

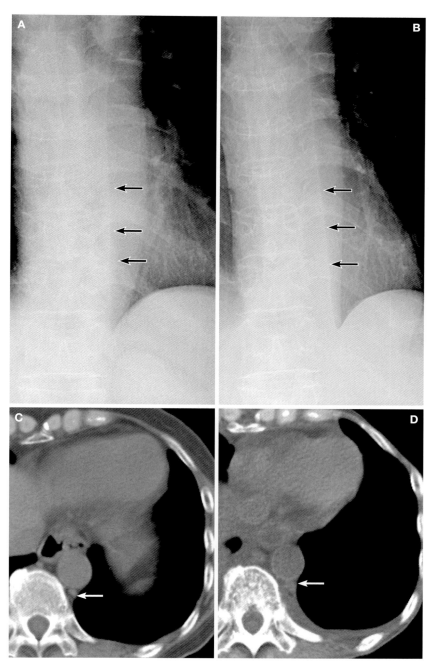

図 3-11｜左胸水による左傍脊椎線の左方への偏位
A，B：胸部ポータブル写真，C，D：CT　胸水により左傍脊椎線の左方への偏位がみられる（A〜D：→）。

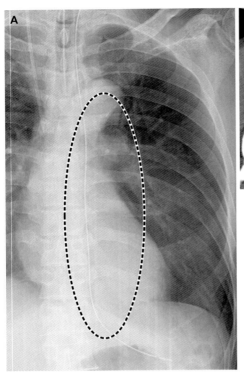
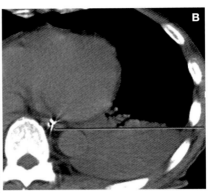

図 3-12 | 下行大動脈陰影の不明瞭化
A：胸部ポータブル写真，B：CT　胸水の量が大動脈腹側縁を埋める高さまで達すると（B：赤いライン），下行大動脈陰影が認識できなくなる（A：○印）。

　右横隔膜と左横隔膜の見え方を比べてみましょう（**図 3-13**）。左横隔膜はぼやけていて，その構造がよくわかりません。横隔膜に接した領域の含気の低下を示唆します。
　横隔膜上縁が不明瞭になるということは，水による影響であると考えると，横隔膜の一番高いところ（**図 3-13B の水平線**）まで水位が上がるということです。臥位の場合，その高さまで水位が直線的に上がるわけではなく，頭側にも広がっていきます（おさらいです。**図 3-3**）。
　そう考えると，臥位の撮影で横隔膜上縁が不明瞭になっているということは，その時点で相当量の胸水貯留があることになります。つまり，CT を見てみると，**図 3-13** の症例では，横隔膜上縁まで達する水位があることがわかります。
　臥位の撮影において，肋骨横隔膜角が不明瞭となるということは，CT で見てみると，横隔膜上縁を越えて，肋骨横隔膜角を形成するスペースを胸水が埋

重症患者における水の動きと浮腫，胸水

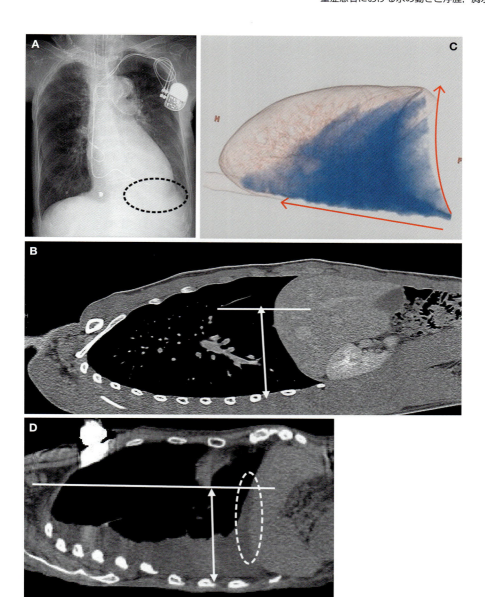

図 3-13 | 横隔膜上縁の不明瞭
A：胸部ポータブル写真，B，D：CT（矢状断像），C：シェーマ　A：胸部ポータブル写真では左横隔膜陰影が不明瞭（A：○印）。B：横隔膜が不明瞭となる水位の高さのイメージ（B：水平線）。C：胸水は単に水位を増すのではなく，楔状に広がる（おさらい）。D：胸水は横隔膜上縁まで達しており（D：水平線），胸部ポータブル写真において，横隔膜が不明瞭な原因となっていることがわかる。

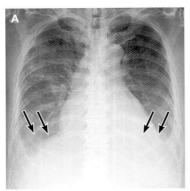
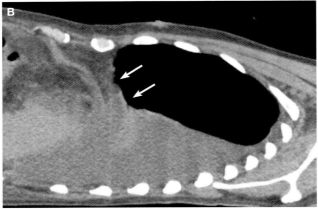
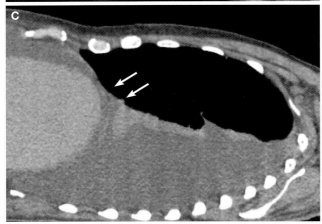

図 3-14｜横隔膜上縁の不明瞭化
A：胸部ポータブル写真，B，C：CT（矢状断像）　両側横隔膜陰影が不明瞭となっている（A：→）。CTでは，両側ともに横隔膜上縁を埋める高さまで胸水の水位が上がっている（B，C：→）。

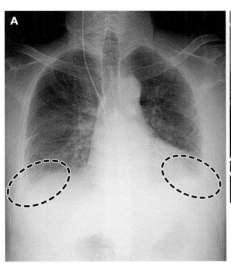
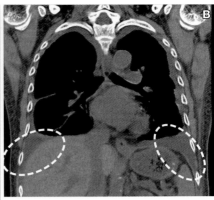

図 3-15 | 臥位における肋骨横隔膜角の鈍化
A：胸部ポータブル写真，B：CT（冠状断像）　胸部ポータブル写真で，肋骨横隔膜角の鈍化あり（A：○印），CT では胸水貯留が原因とわかります（B：○印）．

めていくことになります（こんな CT 像が少しイメージできましたか）．

　図 3-14 の症例も胸部ポータブル写真を見て，胸水の溜まりをイメージして，CT でチェックしましょう．

　肋骨横隔膜角の鈍化は，立位の胸部単純写真上は比較的少量でも見られ得る所見として有名ですが，臥位の場合，非常に大量の胸水を示唆する所見です（**図 3-15**）．しかし，かなり大量になってもこの所見がみられないことはよくありますので，この所見の意義（**臥位で肋骨横隔膜角の鈍化＝大量液体貯留**）をきちんと理解しておくことが必要です．

　さて，ここまで出てきた所見をおさらいしながら，先に出てきた単純写真（**図 3-8**）の読影をしてみましょう．くどいですが，**胸水を考えたら水位をイメージします．**

　ここまで出てきた所見を一つ一つ追っていきます（**図 3-16**）．

1）肺底部傍椎体領域の透過性低下，2）左傍脊椎線の偏位，消失

　左右ともに傍椎体領域の良好な含気を示唆する逆三角形の構造が見えません．また，左傍脊椎線も認識できません．つまり，左右ともに傍椎体領域を埋めるような胸水貯留がありそうです．

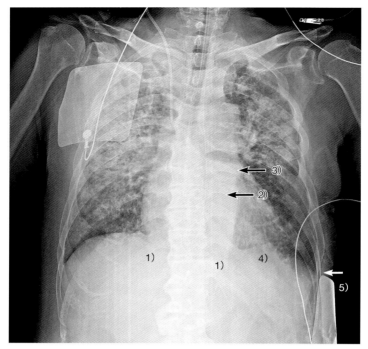

図 3-16 所見の確認をしてみよう
胸部ポータブル写真（図 3-8 と同一）　一つ一つ所見を追いながら本文を読み進めてみてください。

3）下行大動脈辺縁の不明瞭化

　下行大動脈辺縁は少しぼやけていますが，見えています。ということは大動脈の高さまで達するような胸水はないと考えます。

4）横隔膜上縁の不明瞭化，5）肋骨横隔膜角の鈍化・不明瞭化

　右横隔膜，肋骨横隔膜角は見えていますね。一方で，左はどうでしょう。横隔膜陰影は不明瞭で肋骨横隔膜角は鈍化しているように見えます。ただ，これのみで胸水と言えるでしょうか。胸水だとしても，溜まってくる順序はこれまでやったとおり，大動脈を隠す水位のほうが横隔膜上縁を隠す高さよりも低いはずなのに大動脈のシルエットは見えています。ということは，横隔膜陰影が不明瞭なのは，水以外の要因（無気肺や肺炎に伴う含気低下）ではないかと推測します。

重症患者における水の動きと浮腫，胸水

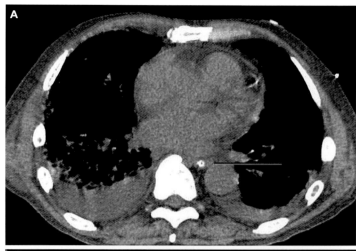

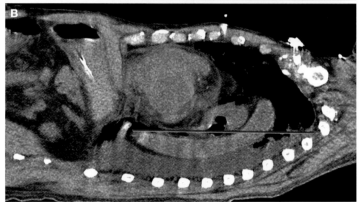

図 3-17 | 胸部ポータブル写真と CT の対比
A：CT（横断像），B：CT（矢状断像） 両側ともに，傍椎体領域の含気を低下させる量の胸水貯留を認めるが，大動脈陰影を消失させる高さまでは水位は達していない。

それでは CT（**図 3-17A**）を見てみましょう。

左右ともにもっとも胸水が溜まっているスライスを提示します。

左胸水貯留がありますが，その水位は大動脈まで達していません。右にも胸水貯留があります。ただし，横隔膜上縁や肋骨横隔膜角を鈍化させるような量ではありませんでした。

それから，さらっと流してしまいましたが，胸水量は右側のほうが多いです。

ここまでは左側の所見を多く述べてきました。それは左側には経時的な胸水

貯留のメルクマールとなる構造が多くみられるためです。提示した単純撮影でも一見すると右のほうが陰影はきれいで，胸水は溜まってなさそう，なんて見えてしまうかもしれませんが，横隔膜陰影が不明瞭となった時点で右側は相当な胸水量となっているのです。そんな怖さがあります。油断できません。右側もしっかり評価できるようにしましょう。

　加えてもう1つ。「横隔膜の評価」で，左横隔膜が不明瞭だから，左も相当な胸水が溜まっているのではないかとお考えになった方がいるかもしれません。確かに所見としてはそのとおりです。しかし，この後，**図 3-23** でも示しますが，胸水には溜まってくる順番があります。

　肺底部傍椎体領域の透過性低下→下行大動脈の不明瞭化→横隔膜上縁の不明瞭化・・・です。ということは，今までの水位の考えを当てはめた場合，下行大動脈陰影が不明瞭になった後に横隔膜陰影が不明瞭になるのが順番です（もちろん，変な溜まりによりそうなることもあるかもしれませんが）。

　その場合には胸水というよりは，他の含気低下をきたす要因，無気肺や肺炎があるのではないか，と考えるのがいいと思います。

…

　いかがでしたか？

　意外と背部からの構造物の高さや水位をイメージすればそれほど難しくないと思います。

　実際に皆さんのお持ちの症例でも確認してみてください。

　ただ，これら今まで提示した所見が例外なく常に胸水を示唆するわけではありません。無気肺や肺炎に伴う含気の低下でもあり得ますので，身体所見や血液所見などとも対比してくださいね。

　各論を続けていきます。これから示していく所見はさらに大量の胸水が溜まっている場合に見られる所見です。

　私たちの目標というのはたくさんの胸水が溜まっていることを認知することではなくて，日々の細かい経時変化や少量の胸水を見つけてその動向に注意すること，経過を推測することです（**補講①**の外傷ポータブルにもかかわってきます）。

　ですから，以下の所見が見られるまでICUで経過を見られていて，ポータブルを撮ったらびっくり！！　なんてことはないようにしたいわけです。しかし，この本をお読みいただいているのは救急医・集中治療医だけではなく，多くの科の医師やコメディカルの方もいらっしゃると思います。いろいろなシチ

ュエーションで画像に遭遇すると思いますので，その際にお役立てください。

6 apical cap（図 3-18）

apical cap は，肺底から溜まってきた胸水が，その量を増し，いよいよ頭側にまで進展してきた際に出現する所見です。中等量～大量胸水でみられる所見ですが，この所見が出現するより以前に，すでにこれまで紹介した多くの所見が出現していることがほとんどです。

7 大動脈弓陰影の不明瞭化（図 3-19）

大動脈弓陰影の不明瞭化はこれまでと同様に，大量の胸水貯留においてみられる所見です。大動脈弓の高さまで水位がきていることを表します。

8 心辺縁の不明瞭化

この所見は，肺に縁取られた既存の構造物としては最も高い位置にある（背中から距離がある）心辺縁が見えなくなるという所見ですが，非常に量の多い胸水で見られる所見です。本来であれば，この所見が出現する以前にドレナージされているべき，という場面が多いと思います。しかし，高度の肺炎や無気肺などでも心辺縁の不明瞭化は見られ得るので，心辺縁の不明瞭化＝大量胸水，ではなく，相当程度の肺野透過性低下や上記の所見に加えてこの所見がみられるときに液体貯留の所見として認識することになります。

図 3-20 の左肺野の所見は読めましたか？　左肺底部領域の透過性が低下しています。ですが下行大動脈陰影は見えています。となると，CT（**B**）のような胸水貯留がありそう，となります。

図 3-21 であればわかりやすいですね。この写真のポイントは，今までどおり右肺野だけではなく，左肺野も見ましょう！　です。

ちなみに，右胸水の原因は肺癌でした。CT で胸膜に沿った不整な腫瘤影が見られており（→），胸膜播種が疑われる所見です。さて，左はいかがでしょう。左傍椎体領域の含気は保たれていて（黒い逆三角形が見えます：○印），左傍脊椎線，下行大動脈陰影，左横隔膜陰影は明瞭です。

ということは，左胸水はないだろうということになりますし，CT でもそのとおりの所見がみられます。胸水に伴って，縦隔も左方へ偏位しています。

くどいですが，**臥位における背部からの構造物の高さをイメージしましょう。**心辺縁の高さをイメージして，実際の CT を見ていきます。どうでしょうか。

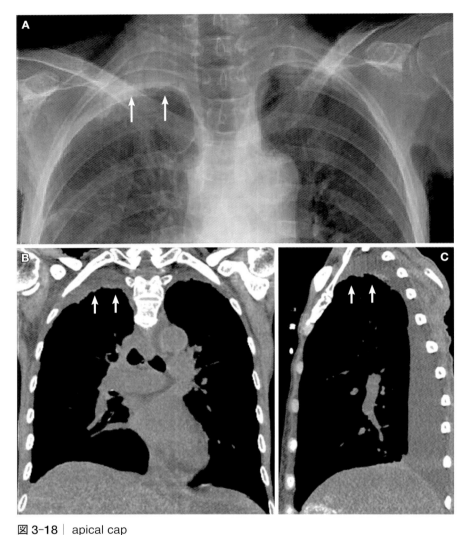

図 3-18 | apical cap
A：胸部ポータブル写真，B：CT（冠状断像），C：CT（矢状断像），D，E：胸部ポータブル写真，
F：CT（横断像）　apical cap（→）は中等量〜大量胸水でみられる所見です．

　図 3-22 の 2 つの CT のスライスは異なりますが，「心辺縁が見えなくなるということはこれぐらいの水位があるはずだ！」というイメージがあれば何ら問題ありません．つまり，左側なら（図 3-22A の緑ラインのレベル），右側なら（図 3-22B の緑ラインのレベル）まで水位が達すると心辺縁のシルエットがポータブル上，消失し得ることがわかります．

重症患者における水の動きと浮腫，胸水

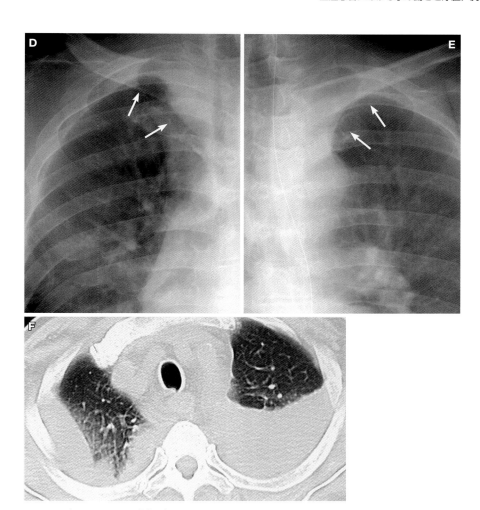

図 3-18 | apical cap（続き）
この所見がみられる前にこれまで提示した所見が出現していることがほとんどです。

　　　ここまで読んでいただいた皆さんならイメージできたのではないでしょうか。
　　　ここまでの所見のまとめです。**図 3-23** のような経時変化をイメージできれば，悪化の経時変化だけではなくて，改善の経時変化も見ることができるようになります。
　　　例えば「昨日の単純写真（**図 3-24A**）では下行大動脈や傍椎体領域の含気

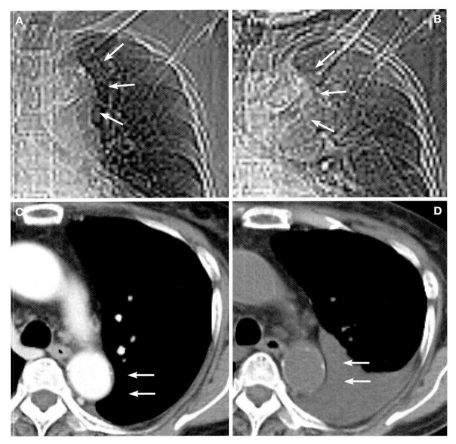

図 3-19 | 大動脈弓陰影の不明瞭化
A, B：CT スカウト像, C, D：CT（横断像）　A では大動脈弓のシルエット（→）が明瞭ですが, B では不明瞭で, CT を確認すると胸水が貯留していることがわかります（D：→）。

が悪くて見えていなかったけど, 今日は下行大動脈のラインが見えるようになってきたぞ（**図 3-24B**）」という所見が読めれば, 患者さんの病態解釈に大いに役立ちます。

　この項は胸水ですので, 胸水に絞って書いていますが, 結局のところ, この話はみなさんご存じのシルエットサインの話であるので, 無気肺や肺炎の経時変化の解釈にももちろん使えるのです。この話を理解いただければ, この後に出てくる無気肺や肺炎の話は, きっと「すっ」と頭に入ってくるだろうと思います。

　ここまで述べてきた水位の話, つまり胸部ポータブル写真でこの構造が見え

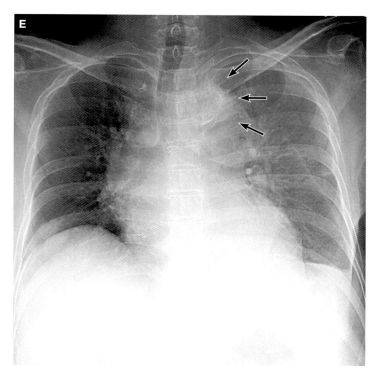

図 3-19（続き）｜大動脈弓陰影の不明瞭化
E：胸部ポータブル写真　大動脈弓のシルエット（→）は不明瞭で，図 3-18D で示すような胸水貯留があることが推測されます。

ていないから CT ではこのぐらいの水位があるだろうということは，決して覚えることではないです。
　頭のなかに日々見慣れた CT 画像を映しだして，「ああ，これぐらいの高さだな」とイメージできればそれで OK の話です。

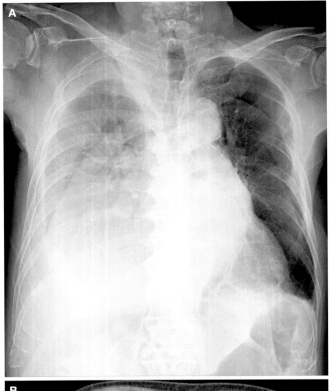
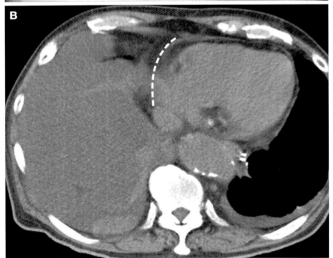

図 3-20 ｜ 心陰影の不明瞭化
A：胸部ポータブル写真，B：CT　心陰影は不明瞭となっており（A），心臓のシルエット（B：破線）を隠す高さまで水位が上がっている（B）。

重症患者における水の動きと浮腫，胸水

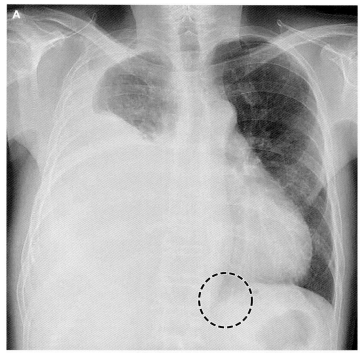

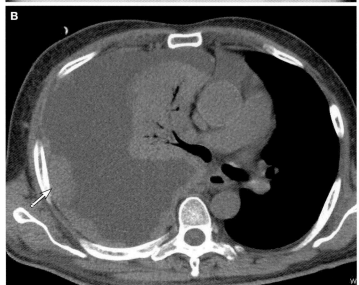

図 3-21 │ 胸膜播種による右大量胸水
A：胸部ポータブル写真，B：CT　右大量胸水を認める．胸膜に沿った不整な軟部陰影がみられ（B：→），胸膜播種による胸水貯留が疑われます．

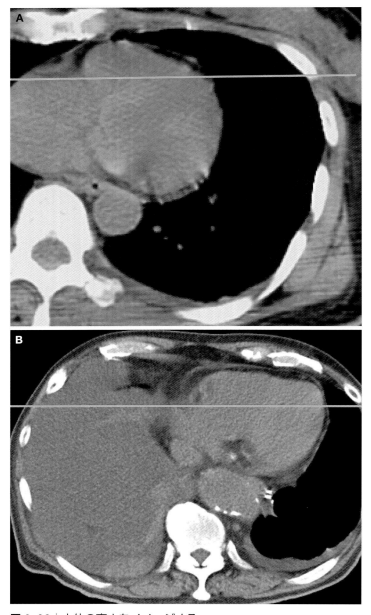

図 3-22｜水位の高さをイメージする
A，B：CT　CTでこの高さ（水位）まで胸水が溜まっていたら，胸部ポータブル写真でどのように見えるかイメージしよう。

重症患者における水の動きと浮腫,胸水

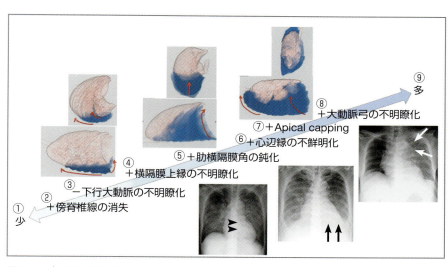

図 3-23 | 胸水の増減と所見の推移

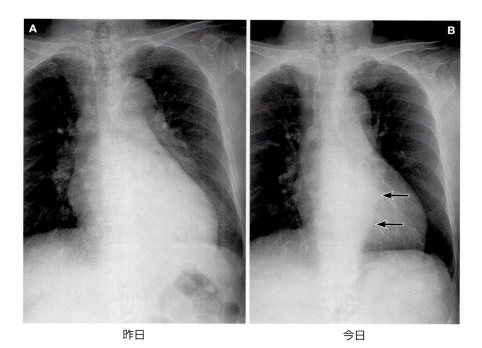

図 3-24 | 胸部ポータブル写真の対比
A, B：胸部ポータブル写真　昨日みられなかった下行大動脈の陰影が見えるようになっています (→)。(本例は実際は肺炎)

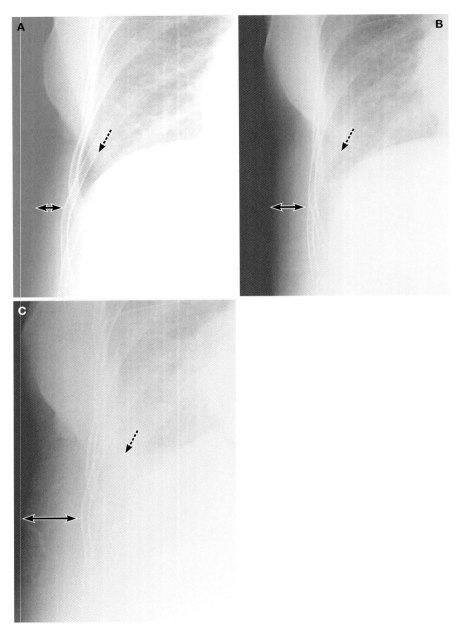

図 3-25 | 皮下の浮腫と胸水の動き

A～C：胸部ポータブル写真　皮下の厚みに着目してみよう。しかし，体位により異なるので注意が必要です。A→C では皮下の厚みが増悪しています（↔）。また，肋骨横隔膜角は A→C で不明瞭になっています（→）。皮下浮腫の増悪，胸水の増加が考えられます。

皮下の浮腫の経時的評価も忘れずに

　胸部単純写真なのですから，胸部にばかり目がいってしまうのは当然です。でもそればかりではやはりもったいないです。

　血管外に漏れ出た水は，皮下脂肪組織でも広がります。この様子はポータブル胸部写真上も観察でき，胸部外側下方の皮下脂肪組織の厚さ（皮膚面と一番張り出した肋骨外側縁の間）で評価できます（**図 3-25**）。こういう細かいところまで気にして読むような癖がついてくれば，きっと読影が楽しくなってきているはずですし，その能力も上がってきていると思います。

　ただし，読影前にはある程度同一体位で撮影されていることや，撮像範囲，撮像条件に細かく気を配った撮影が必要となります（決してこれは容易ではないが，とても重要なことです・・・）。

　図 3-26 は CT なので，この本の話とは少し異なりますが，CT でも体液量の評価は可能です。よく用いられているのは下大静脈径かもしれませんが，**図3-26** のように胸腹水の減少に伴って皮下の厚みや濃度上昇が改善していることもわかります。

　3 日目の話はこれで終了です。ぜひ，この後皆さんの施設での単純撮影をご覧になってください，CT があれば対比してみてください。きっと，今まで見えていなかったものが見えてくるでしょうし，その理解も格段に深まっているものと思います。

　最後に，胸水量と画像所見のまとめを載せておきますので，確認してくださいね。

NOTE　胸水量と画像所見

所見が加わっていくと胸水量が増えていく

◎傍脊椎領域の透過性低下・肺底部
　血管影の消失

◎傍脊椎線の消失

◎下行大動脈辺縁の不明瞭化

◎横隔膜上縁の不明瞭化

◎ CP Angle の鈍化・消失

◎ apical cap

◎大動脈弓の不明瞭化

◎心辺縁の消失

◎（minor fissure の肥厚）

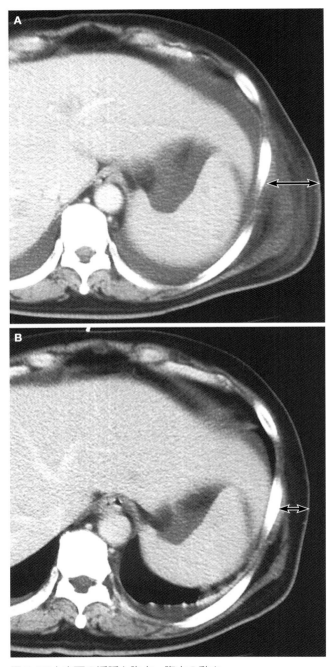

図 3-26 | 皮下の浮腫と胸水・腹水の動き
A, B：CT　A→B では皮下の厚みが改善しています。

重症患者における水の動きと浮腫，胸水

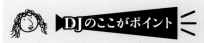

水の動きを捉えるポイント

- 臥位での胸水の捉え方は立位と異なることを再認識しよう。
- メルクマールとなる構造（特に左側）を意識して，胸水貯留の高さ（水位）について考えてみよう。
- それぞれの構造が胸部ポータブル写真で不明瞭となった時，どれぐらいの胸水量があるのか具体的にイメージしよう。
- 肺野の所見以外でも皮下軟部組織にも着目して体液量を評価する意識をもとう。

解答・解説

Q 70歳代，男性，呼吸苦にて救急搬送された。胸部ポータブル単純写真での評価は？　特に胸水の有無について考えてみよう。

A 心陰影の拡大，両側胸水の貯留が見られる（詳細は解説をみよう）。

　胸部ポータブル写真は，臥位での撮影のため，胸水の評価は立位の時のように肋骨横隔膜角を最初に見るというわけにはいきません。この項でも述べたように，最初に肺底部傍椎体領域に注目します。この画像では，両側傍椎体領域の透過性低下を認め（**A**：○印），左傍脊椎線は消失しています。実際にCT画像を確認すると，肺底領域の傍脊椎線を形成するラインと接して胸水が存在するため，単純写真では傍椎体領域の透過性低下，傍脊椎線の消失/拡大としてとらえることができます（**B**，**C**）。
　ただし，下行大動脈陰影は見えており，大動脈の高さまで達する水位ではないと判断できます（CTでもそうですね：**B**）。また，右側では右肺底部領域の透過性が低下しているという所見で，これぐらいの量の胸水が溜

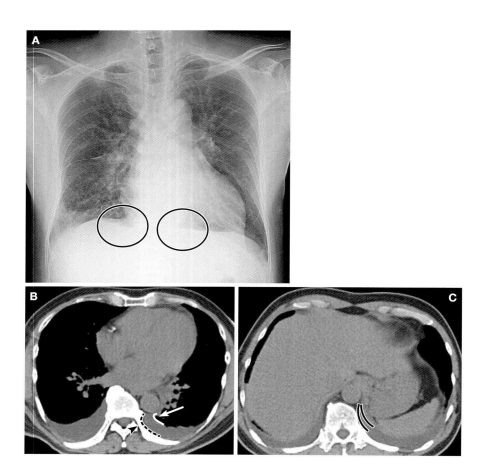

まっている可能性があることを再認識しましょう。

　この症例は心拡大，肺血管影増強，Kerley B 線といった肺水腫の所見も見られており（詳しくは次の 4 日目でやっていきます），心原性肺水腫であると診断できます。胸水出現の初期段階でも胸部ポータブル写真で検出することは可能であり，病態を把握するうえでとても重要な所見です。入院後，経時的に胸部ポータブル写真を評価していくことになりますが，その際には胸水量の変化とともに皮下浮腫の経時的変化を評価していくことも忘れないようにしましょう。

重症患者における水の動きと浮腫, 胸水

コラム③ ポータブルの限界を超える

　本書を読んでも, 「いやいや, うちの画像ではそれは無理」とか, 「うちではこんな画像撮れないから」とお考えになる方がいるかもしれません。

　みなさんの立場によっては, 例えば研修医であれば, 「ポータブルの画質が悪いので良くしてくれ」などと言えば, たとえ本書をしっかり読んで勉強していたとしても, 叩かれるのは目に見えています。本書で目指すポータブル写真の読影レベルは, それほど高いものではありません。しかし, この読影を可能とするためにはポータブル写真の画質レベルは, かなり高くなくてはなりません。

　撮影を担当する技師さんたちは, とても忙しくしています。人手もないなかで行うポータブルの撮影は簡単ではありません。今まで何の文句も言ってこなかったのに, 突然, 新たに仕事を増やすようにポータブル写真の質を上げろ, と注文しても, なかなか受け入れにくいのではないでしょうか。

　なぜその必要があるのか, どんなメリットがあるのか, どうすればそれが達成できるのか, そのためにどのような協力ができるのか, といった事項を, 技師さんとだけでなく, 看護師さんや医師も含めて, 共有する場を設ける必要があります。また, 質の高いポータブル写真を得るだけでなく, それを維持できるようになるには相当の時間もかかると思います。根気強く取り組む気持ちと, 気持ちの通ったチームワークが必要だと思います。

　まずはこの本をプレゼントしてみてはいかがでしょうか？！

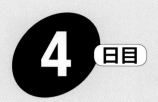

水力学的肺水腫：心原性と容量負荷性の肺水腫

> とにかく ひとまず なにより すなわち*，肺水腫
> （＊：タイムボカン主題歌 1975）

- はじめに
- 肺の構造
- Kerley 線
- 読影のステップ
  Step 1 ● Step 2 ● Step 3 ● Step 4 ● Step 5

症例

60歳代，男性。呼吸苦を主訴に救急搬送された。挿管後，心不全を疑い，循環器内科にコンサルトしたが，心エコー後に「熱もあるし（BT 38.0℃），肺炎じゃない？　うちではないよ」と言われてしまった・・・とERの研修医からコンサルトされた。

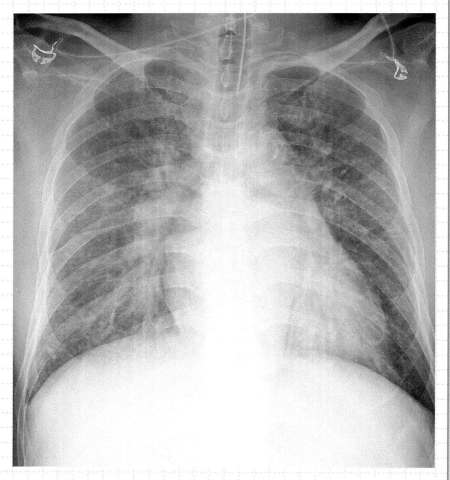

Q 放射線科医としての（なったつもりで）あなたの見解/アドバイスは？

➡解答・解説はp.126。

水力学的肺水腫：心原性と容量負荷性の肺水腫

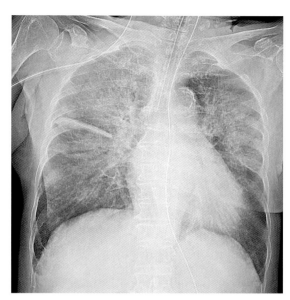

図 4-1 | 80歳代，女性。呼吸苦で救急搬送。気管挿管後の胸部ポータブル写真（当院初回）。

みなさん，われわれが一番伝えたかったのは**3日目**の話です。ポータブル写真でどの構造が見えたら，もしくは見えなかったら，胸郭という容器の中に入っている肺や胸腔はどのような状況になっているのか。われわれは，画像からそれを推測する放射線科医という名の探偵なんです（と言うほどでもないですね）。きっと**3日目**の話が少しでも理解していただけたら，もっとポータブル写真に親しめるようになると思いますし，患者さんにも活かしていけるようになると思います。

この本を読んでいただいてるみなさん，ぜひとも自分の施設の画像端末を開いて，今まで経験した画像をもう一度読み返してみてください。所見すべてを拾えなくてもいいんです。確かに，この患者さんのポータブル写真，入院時には傍椎体領域の含気が保たれていて，黒い逆三角形が見えている，でも入院後2日目のポータブル写真ではその領域が白くなっていて，含気の低下があるじゃないか，とか，ポータブルとCTを合わせてみて，確かに下行大動脈陰影が見えなくなっているから，水位は下行大動脈を

越えている，とか，まずは1つでもいいから実感をもっていただけたら嬉しいです。

ポータブル写真の話はまだまだ続いていきますが，ここまでの話をベースに進んでいきます。何回でも読み返してみてくださいね。

DJ〜〜〜〜〜〜〜！そろそろ4日目に行きましょう！！！！

 OK！　それでは4日目，肺水腫に話を進めていきましょう！

 では，K太郎先生，図4-1のポータブル写真を読影してみてください！

はい！　まずは人工物からチェックします。気管挿管されています。先端位置は深く，位置調整を要します（2日目参照）。胃管の先端は撮像範囲外で評価は不能ですが，胃内にあるものと思われます。心臓は経時変化を見なくてはいけませんが，少し大きく，肺野では両側性に肺門部から広がる浸潤影がみられます（butterfly shadow）。肺動脈は拡張し，Kerley A・B線も見られます（この後やります）。葉間胸水を疑う陰影もみられます。うっ血性心不全に伴う肺水腫の状態と考えます。

 なるほど。さて，3日目のおさらいですが，胸水貯留はいかがでしょうか？

先ほど述べたとおり，葉間胸水が疑われますが，他には3日目でも学んだとおり，傍椎体領域の含気も保たれていますし，下行大動脈陰影も見えています。もちろん，両側横隔膜陰影も見えていて，肋骨横隔膜角の鈍化はありません。胸水はないか，あってもごく少量だと思います。

 いいですね，3日目で学んだ成果が出ていますね。

ですが，先生・・・・・・。

水力学的肺水腫：心原性と容量負荷性の肺水腫

どうしました？

自分で読影しておいて変なんですが，うっ血性心不全で肺水腫になっていたら，もっと両側性に胸水が溜まっていることが多いような気がして．胸水が溜まっていないということにちょっと違和感があるというか・・・・・・。

肺水腫では必ず胸水が多量に溜まるものでしょうか？

うーん，実は肺水腫とか心不全，胸水とかいろいろなものがごちゃごちゃで。

なるほど，これは重要なところなので，確認しつつしっかりやっていきましょう。

はじめに

"とにかく ひとまず なにより すなわち，肺水腫"

みなさん，このワードを聞いてピンときますか？　きっと，こないですよね。DJ いわく，1970 年代のアニメ "タイムボカン" の主題歌の一節から引用したらしいのです。タイムボカン・・・タイムボカン・・・・・・・私，K 太郎もまったくピンときません。でも，DJ が伝えたいメッセージはわかります。

"とにかく ひとまず なにより すなわち，肺水腫"

つまり，「**急性呼吸不全患者では，全例，心原性・容量負荷性肺水腫と思って画像を眺める**。言い過ぎかもしれないけれど，呼吸苦の患者さんの画像を評価する場合，基本的にはこのような心持ちで画像を見始めましょう」という DJ からのメッセージだと思います。

さて DJ，続きをお願いしまーす！

OK！　本題に戻りましょう。みなさんはこの K 太郎先生の「うっ血性心不全で肺水腫になっているのに，胸水が溜まっていないということにちょっと違和感がある」という発言に対してどのように感じてらっしゃいますか。

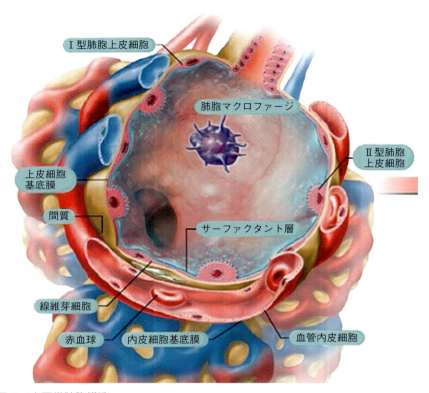

図 4-2｜正常肺胞構造
（日本集中治療医学会，日本呼吸療法医学会，日本呼吸器学会 3 学会・2 委員会合同．ARDS 診療ガイドライン 2016．より許可を得て転載．＜Available from：http://www.jsicm.org/ARDS-GL/ARDSGL2016.pdf＞）

　「確かに！　心不全に伴う肺水腫だったら胸水が溜まっているはずだ！」なのか，「いやいや，心不全に伴う肺水腫すべてに胸水が溜まるわけないじゃないか！」なのか，はたまたそれ以外か．
　この胸部ポータブルで認めた所見を確認しながら，話を進めていきましょう．
　と，その前にほんの少しだけ，肺の構造について復習しておきましょう．肩肘張らないでください．ほんの少しだけ，です．

肺の構造

　肺実質とはつまり，ガス交換を行う部分，**肺胞＋肺胞上皮**なのに対して（**図4-2**），間質とは結合組織で形成される実質と実質をつなぐ，いわゆる接着剤のような部分です（狭義の間質）。一方で，肺にはもう１つ**間質**とよばれる場所があります。それは，肺動脈・肺動脈や気管支の周囲，胸膜にある結合組織で，この場所は狭義の間質に対して**広義間質**とよばれており，広義間質にはリンパ管が走行しています。

　正常では，血管外へ漏れ出した水分はリンパ路によって取り除かれるわけですが，肺水腫では，血管外へ漏れだした水分をリンパ路が処理しきれずに間質に貯留してしまいます。浸出液が間質に貯留した状態を**間質性肺水腫**，肺胞内にまで溜まるようになると**肺胞性肺水腫**となります。

　肺水腫の原因は大きくメカニズムから，**水力学的（静水圧性）肺水腫**と**透過性亢進型肺水腫**に大別できます。水力学的肺水腫の原因としては心不全が最も多く，透過性亢進型ではさまざまな感染症（肺炎や尿路感染症など）を基盤にした敗血症に伴うものが多く見られます。

　一方で，胸水は**３日目**でも見てきたとおり，貯留するスペースは**胸腔**であり，肺実質でも間質でもありません。よって，ただ単に肺水腫の所見があれば胸水も溜まるはず，とは言えませんよね。

　現に，提示した症例でも葉間胸水はみられますが，傍椎体領域（肺で一番低いところ）に胸水貯留の所見は見られません。

　しかし，K太郎先生が言っているとおり，心原性肺水腫で胸水が貯留している患者さんをしばしば見ます。というか，ほとんどの患者さんは胸水が溜まっています。それはどうしてでしょうか？

　復習ですが，正常でも胸腔内には5〜10mL（0.1〜0.2mL/kg）の液体（胸膜液）が生理的に貯留しており，潤滑油のような役割を果たしています。胸水とは，その液体が病的に増えた状態を言います。胸水の生成と吸収は，主として毛細血管と胸腔との静水圧と膠質浸透圧のバランスによって成り立っています。胸膜液は，通常であればそのほとんどが壁側胸膜の毛細血管から間質液が滲みだすことで産生され，おもに壁側胸膜のリンパ管から吸収されます（臓側胸膜からも一部吸収されます）。

　左心不全の場合，左心系の圧が上昇し，肺静脈圧や静水圧が上昇し，肺うっ血状態となります。肺毛細血管内圧の上昇をきたし，リンパ管からの排出を十

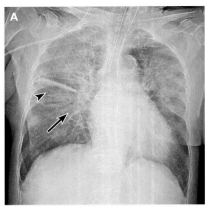
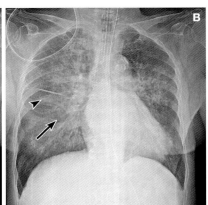
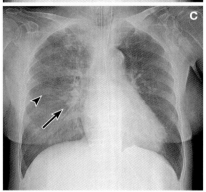

図4-3 | 経時的な肺水腫の所見の変化
A～C：胸部ポータブル写真　A→B→Cと経時経過で葉間胸水が改善していることがわかる（▶）。また，両側肺野の陰影や肺動脈の陰影も細くなっていることがわかります（→）。A→Bは2時間15分ほど，A→Cは7時間30分ほどの間での変化である。

分に行えないことで，水分が胸腔内に漏れ出ることにより胸水が貯留します。
　ですから，心不全による肺うっ血が高度となれば，胸水貯留がみられることがわかります。よって，提示症例ではKerley B線が明瞭にみられていることにより，広義間質のうっ滞があることが予想され，その状態が続くと画像上も胸水がより顕在化してくることが想定されます。
　ところで，**図4-3**は提示症例患者さんの経時的な胸部ポータブルです。Aが入院時，B，Cは入院加療後の単純写真です。A→B，B→Cに進むに従い，両側肺野の陰影や葉間胸水（▶），肺動脈径（→）が改善していることがわかります。A→Bの間はどれぐらいの時間が経過しているか想像できますか。
　実はA→Bは2時間15分ほどで，A→Cは7時間30分ほどです。半日も経過していないですが，利尿薬などでの加療により，陰影にはこれほどのダイナミックな変化がみられます。炎症に伴う陰影であれば，おそらくこのような時間経過での速やかな陰影の改善はみられないと思います。

水力学的肺水腫：心原性と容量負荷性の肺水腫

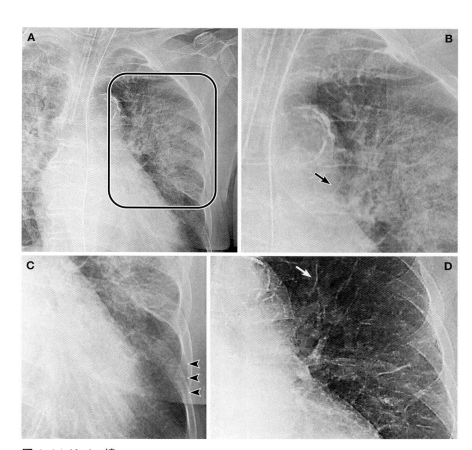

図 4-4 │ Kerley線
A〜D：胸部ポータブル写真　A〜C は提示症例。D は別症例。B は A の囲みを拡大したもの。C は A の左下肺野を拡大したもの。Kerley A 線（B, D：→），Kerley B 線が見られる（C：▶）

Kerley線

　まず，Kerley 線を見ていきます（図 4-4：A〜C は提示症例，D は別症例です）。Kerley 線には，外側部末梢で横走する短い線：B 線（▶）と，肺門部辺りで斜走する末梢に届かない線：A 線（→）があります。ここで，Kerley B 線が見られるということは何を表しているのかを考えてみましょう。

　Kerley B 線は広義間質の肥厚を表しています。小葉辺縁部では肺静脈の太さは通常は 0.5mm 以下で，肉眼や CT での分解能よりも細くなっています。

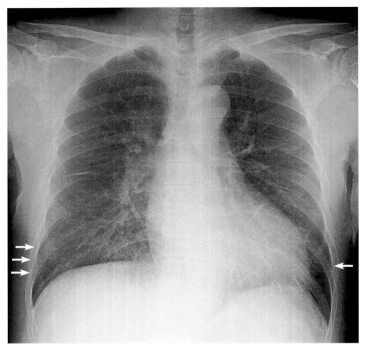

図 4-5 | Kerley B線
胸部ポータブル写真 よく目を凝らしてみると，両下肺野末梢に横走する
Kerley B 線があることがわかる（→）。

つまり，胸部単純写真やCTでは，通常ならば認識することができません。

しかし，うっ血性心不全などで肺静脈圧上昇が起こり，間質に水が漏れ出るようになると，間質の肥厚がみられ（小葉間隔壁の肥厚），胸部単純写真やCTで認識できるようになるのです。

また，小葉間隔壁の肥厚＝肺水腫ではありませんので注意してください。広義間質の肥厚を呈する病態はさまざまあります。ここでは詳しく触れませんが，**小葉間隔壁の肥厚を見たら，加えて臨床症状・臨床経過，ほかの画像所見とあわせて診断をつけることが大切です**。

患者さんの症状から心不全だと思ったら，血眼になって（このぐらいの気合いで！）Kerley A 線・B 線を探してみましょう。最初はわかりづらいかもしれないので，それこそ可能であれば自分の施設の心不全症例を集めてみて発見する練習をしてみてもいいかもしれません。

水力学的肺水腫：心原性と容量負荷性の肺水腫

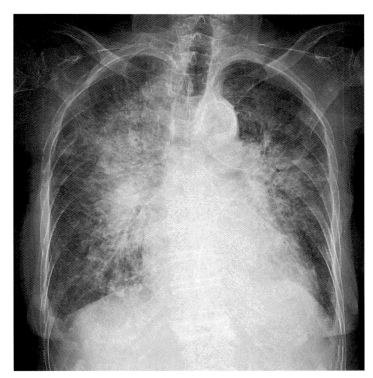

図 4-6 | Kerley線
胸部ポータブル写真 両側肺野に肺門部から広がる浸潤影がある。浸潤影に埋もれてしまうとKerley線に気付きにくくなる。

　それから，心不全を疑って単純写真を見たら，Kerley線があるはずだ！なきゃおかしい！　と自分から探し行けばきっと見つかる，かも！？

　実際の症例では，よく観察しないと指摘できないようなKerley線以外に所見があまりないようなもの（図4-5）や，両側肺野に浸潤影があり，逆にKerley線に気付きにくいもの（図4-6）があります。

　過去画像がある場合には必ず比較します。**ICUの胸部画像では，はっきり言って前日の画像との比較では不十分です。少なくとも3～4日前までの画像と比較しましょう。**前日の画像だけとの比較ではわからない変化が見えてくることがあります。ちょっと面倒くさいと思われるかもしれませんが，その癖をつければ，また比較することの重要性が認識できれば，ルーチン化できます。

　また，背景肺に既存の病変，例えば肺気腫や間質性肺炎，陳旧性炎症性変化

があると，線状影が見えることはよくあり，Kerley線のように見えてしまう
ことがあるので，注意が必要です。そういった場合にも，最終的に重要となる
のは臨床所見との対比だと思います。うっ血を示唆する所見（浮腫など）がな
いかどうかを確認しましょう。臨床に実際に関わっていないのであれば，カル
テでチェックするのでもよいかもしれません。

読影のステップ

　さて，ここからは典型的な読影パターン認識の例を示していきます（繰り返
しますが，臨床的に判断がつくことがほとんどですので，そもそも画像で診断
すべき病態ではないです。「が，しかし」です）。「ああ，わかる！　こういう
シチュエーションってよくあるよね」ってわかっていただけるでしょう
か・・・。

1 Step 1

　「**急性呼吸不全**だから，まずは（心原性・容量負荷性）肺水腫を疑ってみよう
（「とにかく ひとまず なにより すなわち，肺水腫」だ）。**心臓も大きいし**[*]，**血
管影も目立つ割には輪郭が明瞭ではないし**[**]・・・。さぁて，Kerley は，
Kerley は，Kerley はっと・・・」

＊：心陰影の拡大

　1 日目でお話ししたように，臥位や座位のように前後（AP）撮影で撮られた
写真では心陰影は拡大されて描出されます。そのことを差し引く必要がありま
す。過去画像と比較する場合は注意しましょう。ただし，撮影体位を考慮して
も明らかに心陰影が大きくなっているとか，風船が膨らむように緊満感という
か全体的な volume が増している，なんてことに気付くこともたくさんあるか
もしれません。

　心胸郭比（cardio thoracic ratio：CTR）という概念があります。これを前回
と比較する場合の前提は，ある程度同じ条件で（撮影体位や身体の向きなど）
撮影されていることです。実は今回は右前斜位になっていて，心陰影が大きく
見えていたとか，吸気が浅くて横隔膜が上がっていた，ということもあり得ま
す。また，数字のみに踊らされないようにしましょう。CTR 59% と聞いたら，
心臓大きいなあ，と思うかもしれません。でも，症状は何もないという人もい

るでしょうし，経時的に心不全治療が効いてきて CTR 64 → 61 → 59% と改善してきているのかもしれません。

＊＊：「肺血管影は顕在化，しかし輪郭は不明瞭」という所見

血管影の顕在化はうっ血によるものです。冒頭でも述べたとおり，肺野末梢の血管構造は単純写真や CT では捉えることはできません。その血管影の輪郭というか枝ぶりが明瞭に見えなくなるのは，周囲の間質に水が漏れはじめているか，さらにひどい場合（「**陰影**」が出てくるほどの場合）には，肺実質にまで水が漏れ出て，結果的に血管影の輪郭が見えにくく，見えなくなります。この所見も過去画像がある場合には比較するとよくわかります。

2 Step 2

「あ，肺野末梢に何かはっきりしないけど線状影がありそうだぞ。そうだ，これは Kerley に違いない。Kerley B 線だ。あ，A もあるぞ，ほら，これも A に見える。これもそうだ，B だ，そうっぽい」

もちろん，存在しない陰影を見つけろ，と言っているわけではありません。この患者さんは心不全が疑わしくて，そうなると，ここにこういう陰影があるかもしれない。という目で見ていけばおのずとチェックする幅が広がるし，見落としも減ってくるのだと考えています。

3 Step 3

「一応，前回の胸部ポータブルがあるから比較してみよう。やっぱり，思ったとおりだ，もともとはきれいな肺だ。これは十中八九，肺水腫だ。誰が何と言おうと肺水腫だ。<u>循環器科の先生だってそう言ってくれるに違いない</u>＊＊＊」

＊＊＊：循環器科の先生の意見

単純 X 線写真では，かなり確信度高く診断できても，心エコーを当てた循環器の先生に，「心臓もまあまあ動いているし，EF も保たれています。うちじゃないですね一。呼吸器の先生に相談しては？」と言われてしまうことがあります。理由はいろいろあるのだと思いますが，適切に読影されれば，ポータブル胸部 X 線写真からの診断が正しいことのほうが多い印象です。あくまでも個人の印象ではありますが・・・（ファーストタッチの循環器科医に否定されても，その後上級循環器科医によって診断される，というパターンもときど

きあるように思います)。

　そういった場合は，ほかに血液検査（BNPや炎症反応など）や身体所見を考慮して再コンサルトでしょう。病院のシステムや循環器科医師との人間関係にもよるのかもしれませんね。

　また，もう1つ難しいのは（これは画像と関係ないですが），腎不全で体液貯留が起こり結果として心不全となった場合です。原因（腎臓：腎臓内科）なのか結果（心臓：循環器）なのか，主科を巡る駆け引きが行われるのだと思いますが，画像診断ではそればっかりはどうしようもないことで。

4 Step 4

　「胸水はどうだろう。あ，この症例はあまりないな。**ないか，ほとんどない**＊＊＊＊みたいだ」

＊＊＊＊：胸水が「ないか，ほとんどない」時の胸部ポータブル写真所見

　右側では肺底域傍椎体領域の透過性が保たれている（ボワっと黒目な色合い），左側では傍脊椎線が明瞭に見えている，肺底部傍椎体領域の透過性が保たれている，といった所見が見える時，胸水はないか，ほとんどないと考えられます（もちろん比較できるのであれば過去画像と比較して判断すべきです）。これらの所見は**3日目**でやりました。忘れてしまったな，という場合は戻って読み返してください。

5 Step 5

　というより，なんで（心原性・容量負荷性）肺水腫なんだ？　心筋梗塞？腎臓はどうなんだろう・・・？

　心不全の原因にもいろいろあります。心機能が悪く，薬で何とか保っているが，心不全の増悪をたびたび繰り返す患者さんもいるでしょうし，呼吸苦で初診，今まで大きな既往歴はなさそうだが，単純写真で心不全が疑われる患者さんもいるでしょう。

　心臓そのものに心不全の原因があるケースもあれば，心臓以外に原因があって，心不全となっているケースもあるでしょう。

　その原因を追究するのは，おもに患者さんの目の前にいる診療担当医ですが，画像をとおして患者さんと対峙する時も，画像所見のなかに原因として何かわかるものがないか，ということは常に考えています。

というふうに臨床像をほとんど知らずに画像で診断しても，臨床像と照らし合わせてみると，なるほど心原性肺水腫，ということがほとんどです．また，画像を開いた瞬間に，それこそ一瞬で確信度高く肺水腫，と診断できることも多いです．Kerley 線をきちんと捉えられる場合には，単純 X 線写真でも正確に（心原性・容量負荷性）肺水腫は診断できます．画像がしっかり読めれば，臨床診断がより確信度高く行えるようになり，それだけ早く適切な治療を開始できるようになるのではないかと思います（ま，肺水腫の場合，画像検査と同時に治療をはじめていることが多いと思います．しかし，循環器科や呼吸器科など他科と症例について話し合う必要があるときなども含め，確信度の高い画像診断は議論や治療戦略を有利に進めるうえで一助となるはずです）．

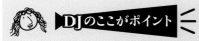

肺水腫の胸部ポータブル読影のポイント

- 急性呼吸不全症例では全例，まずは水力学的肺水腫と思って画像を評価しよう．
- 水力学的肺水腫の画像所見のポイントは **Kerley 線**です．捏造するぐらいの気持ちで所見を拾いましょう．
- ICU の胸部ポータブルでは，前日と前々日や 3，4 日前の画像など，最低でも 3 枚の画像と比較しましょう．

解答・解説

 臨床症状からも画像所見からも，心不全に伴う肺水腫を考える。

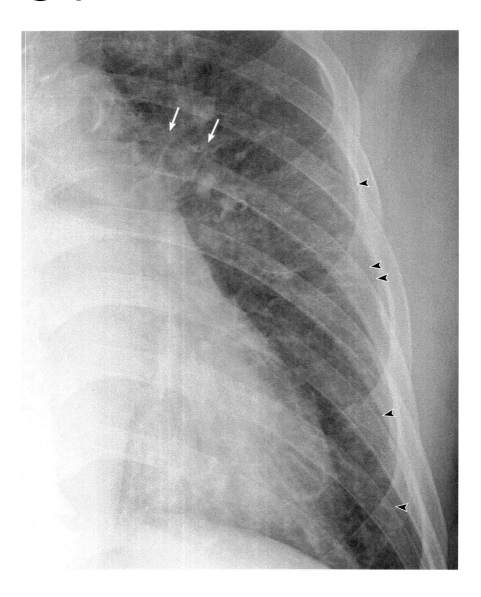

左肺野末梢に横走する線状影（Kerley B 線，▶）を認め，肺門部周囲には斜走する線状影（Kerley A 線，→）を認めます．また，両側肺血管陰影は目立っていますが，末梢の輪郭は不明瞭となっています．心拡大もみられることより，心原性肺水腫と診断できます．右傍椎体領域の濃度上昇も伴っており，胸水の存在が示唆されます．左は傍椎体領域の含気は保たれているように見え，胸水はあっても少量ではないかと推測できます．

　研修医にかける言葉としては「臨床症状からも画像所見からも心不全に伴う肺水腫を考える．発熱もあるので無気肺や肺炎の合併も否定できないが，主病態は心不全だよ．循環器の Dr. にもう一度コンサルトしてみよう．放射線科に心不全じゃないかと言われた，と伝えていいから」といったところでしょうか．

コラム④　ICU で胸部ポータブルを毎日撮るべきか

　この件については論文上でも議論があったと思います．しかし，世界中のほとんどの施設ではここで求めているレベルの読影（たいして高くはないのですが，画質が追い付かないことが多いと思われます）は行われていない可能性も高く，過去の論文と比較することは難しいと思います．が，私は，ICU に入院するような重症患者，術後患者，意識障害や気管挿管されている患者など，臨床所見が急激に変わり得る病態をもつ患者や，臨床所見が撮りにくい患者の病態管理においては，毎日，場合によっては 1 日の間に複数回撮ることも必要と思っています．ただし，それは，画像がきれいに撮られ，撮られた画像から情報を引き出せることが前提であって，そうでない場合には，その検査は正当化されないと思います．

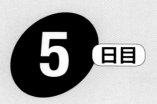

無気肺・肺炎

"Let's follow the line !"

はじめに

ポータブル写真から考える無気肺

1. シルエットサイン●2. ポータブル写真からCT画像を想定する●3. 無気肺か,肺炎か

症　例

80歳代女性，施設入所中。朝食時にむせ込みあり，昼前から発熱，酸素飽和度低下を認めた。

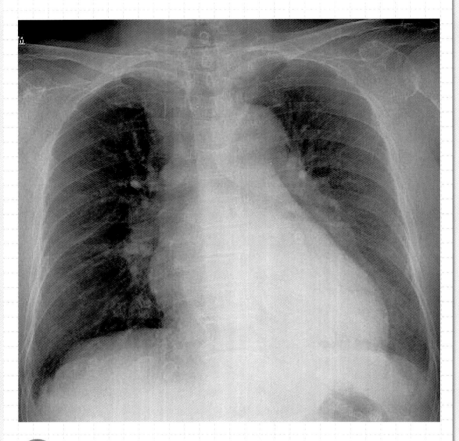

Q 診断および考えられる病態は？

➡解答・解説は p.145。

無気肺・肺炎

はじめに

"Let's follow the line !"

「さて，何のこと？」そう思われたかもしれません。日本語訳としては「その線で行こう！」ですが，ここでは，「線を追って行こう！」です。

これまでもやってきましたが，胸部ポータブルの写真1枚の中に広がる世界には，その構造物によって形成されるたくさんの線があります。その線を認識，追うことが異常を認識する近道なのです。身近なものはシルエットサインだと思います。常日頃から正常像を眺めて，「あ，正常だとここにこういう線が見えるんだ」とか意識してみましょう。くどいようですが，正常の認識が異常の発見を容易にしてくれます。さあ，皆さん5日目始めますよ。

Repeat after me, follow the line !（実際は，"lines"ですね）

入院中の患者さんが突然の酸素飽和度低下。ポータブル写真ではこれといって所見がなく，「あ！　この患者さんには肺塞栓のリスクが！　早速CTを撮らなくては」とCTを撮ると肺塞栓はなく・・・といったことは，決してまれではありません。こんな時，画像ではどう考えるのか，注意すべきポータブル胸部写真の画像所見のポイントを解説します。

K太郎先生，「先生が受けもっている患者さんのSpO₂が下がっています！」と病棟から連絡があったとしよう。そういう時はどうしているの？　まさか，胸部ポータブルをオーダーしておくので撮っておいてください，なんて言っていないよねぇ？

（ギクッ・・・・）ハハハ，まさか，先生，そんな訳がないじゃないですか・・・。

ですよねぇ。救命医がそんな訳ないですよね。おそらく患者さんの元へ行って，症状や診察をして，必要な画像検査や血液検査を行うことになると思いますが，画像検査でまず行うのは胸部ポータブル撮影だと思います。

そうですね，まずは簡便に行える検査ですし。

では，そのポータブル写真を適切に評価できていると思いますか？　うーん，よくわからないから，CTだ！　となっていないですか？

ポータブルを撮っても，明らかなものはわかるのですが，細かなものを評価できなくて，結局 CT へ行って・・・。肺塞栓だと思って PE study までやっても特に PE はなく，痰が詰まった無気肺だった・・・ポータブル写真を評価できていれば，CT までは不要だったな，なんてことがときどきあります。

もちろん，肺塞栓を積極的に疑うべき状況においては，CT を躊躇すべきではありません。ただし，ポータブル写真をしっかりと評価できていれば，CT は不要だったのではないかということも多いですよね。また，同じ CT を撮るにしてもポータブル写真で病態を予測できている/できていないではまったく違うと思うのです。

確かに。ポータブル写真を正確に評価できていれば，CT を撮るにしてもその間に治療準備など始められることがあるかもしれませんしね。

そういうことです。とりあえずポータブル撮っておこう。よくわからないから CT！ の流れはなくしたいですね。OK！ 今日は無気肺と肺炎についてやっていきます。3 日目を読んでいただいた皆さんならシルエットサインを意識して読み進んでいただけるはずです。では参りましょう！！

　病棟ナース「K 太郎先生，A さんの SpO$_2$ がさっきから下がっています。30 分前までは変わりなかったのですが，指示どおりに酸素投与を開始しても改善がないので Call しました」

「わかりました！　向かいます！」

　このようなやり取りはめずらしいことではないと思います。Call を受けた担当医 K 太郎は頭のなかで原因は何だろうと思考を巡らせて患者さんの元へ向かいます。
　患者さんのベッドサイドで，ナースから「少し左足が腫れているような・・・」とか研修医 F から「今朝の血液検査で D ダイマーが上昇傾向でした・・・」なんて言われると，A さんは ADL よくないし肺塞栓か！？　と考えたくもなります。「いきなり造影 CT というのもなぁ・・・」と考えつつ，診察していき，呼吸苦の有無を尋ねても返答はありません（これはいつもどおり）。呼吸音は

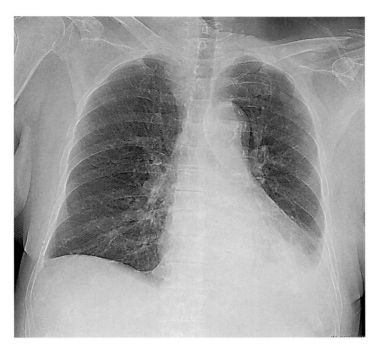

図 5-1 | 胸部ポータブル写真

それほど問題ないように聴こえます。そして研修医に「F先生，胸部のポータブル撮影をオーダーして！ 動脈血ガスもとろう！」と指示。ポータブルが撮影され（**図5-1**），「あんまりよくわからないけど，明らかなものはなさそうだし，やっぱり造影CTだ。F先生，オーダーと技師さんに連絡して！」

　もちろん造影CTを撮像することが間違っているわけではありませんし，冒頭の会話でDJが言っている通り，肺塞栓を疑うのであれば造影CTを躊躇してはいけません。

　ただし「**ポータブル写真がよくわからない→CT行こう**」，こういう流れ（思考）**を少しでも減らしたいです**（本当にポータブル写真の読影がわからないなら仕方ないですが）。

　「（ポータブル写真で）無気肺があるな。これがSpO_2低下の原因かもしれない。でも，ナースの言うとおり左足が少し腫れているようだし，F先生の言うとおりDダイマーも上昇してきている。突然の酸素化低下で肺塞栓も否定できないし，造影CTを行おう」

　このような思考に少しでもなっていただけたらよいと思うのです。その結果，

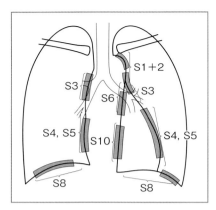

図 5-2 | シルエットサイン①

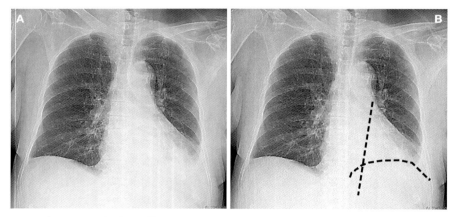

図 5-3 | シルエットサイン②
A, B：胸部ポータブル写真　図 5-2 と対比すると下行大動脈，左横隔膜陰影が不明瞭となっていることがわかる（図 5-3：破線）

　CT を撮像して肺塞栓がなかったとしても仕方がないことだと思います。
　「肺塞栓はなくて，ポータブル写真で読んだ通り，左肺下葉の無気肺だけだった。まずは，体位ドレナージと去痰薬などで対応しよう。それでもだめなら，気管切開もしているし，気管支鏡で痰の吸引を行おう」でよいと思います。
　それでは，そういった読影をするためのステップを学んでいきましょう。

無気肺・肺炎

ポータブル写真から考える無気肺

1 シルエットサイン

入院中の患者さんの酸素飽和度低下。そういったシチュエーションではまず，無気肺がないか見てみるとよいと思います。

無気肺を探すには，写真上，既存構造物の輪郭がきちんと追えるか確認するようにします。特に左側では下行大動脈と左横隔膜上縁，右側では右横隔膜上縁を確認するとともに，下肺野肺底部の血管影がきちんと見えているか確認します。入院時の写真や前回の画像と比較することも重要で，所見の新しさや，程度がつかみやすくなります。比較する際は撮影条件（体位や日時など）を考慮することを忘れずに。

図5-3で示した2枚の胸部ポータブル写真は同一症例です。シルエットサイン（図5-2）でいうとS6・S10・S8が不明瞭となっています（図5-3B）。下行大動脈や左横隔膜上縁に隣接した領域に，含気低下をきたす原因があるとわかります。

臥位で寝ている患者さんの場合，下葉で無気肺の頻度が高く，特に左側では，下葉背側の肺は，臥位だと心臓に押しつぶされ続けたような状況が続くため，より無気肺を生じやすいです。（図5-4を見ていただくとわかりやすいと思います）

特に，ICUなど集中治療室では**無気肺はできるもの**と考えておいて，いかにその頻度を減らすかの努力をするべきです。実は，それは去痰剤などの薬物投与もさることながら，体位ドレナージや肺理学療法など非薬物療法が大きな効果を発揮します（看護師さんや理学療法士さんの力が大きいと思います，感謝ですね）。

2 ポータブル写真からCT画像を想定する

痰など気道分泌物が多く出ているような状況下では，突然それらが詰まることも起こり得るため，無気肺が生じやすい状況と言えます。この場合，両側下葉に加えて，右上葉へも痰が垂れ込みやすく，無気肺が生じやすくなります（図5-5）。

2日目でも述べましたが，気管挿管されている場合には挿管チューブの位置によっても無気肺を生じさせてしまう場合がありますので，必ずチューブ先端

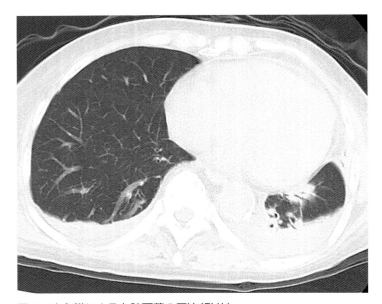

図 5-4 心臓による左肺下葉の圧迫（臥位）
CT 臥位だと，左肺下葉は心臓に圧迫されやすく，そのため含気低下を生じやすい。

位置は毎回チェックしましょう。

また，たびたび遭遇するシチュエーションとしては，高齢もしくは何らかの原因でADLの悪い患者さんが食事中にむせ込んだ後から発熱，酸素化不良に陥ることがあります。

そういった場合には，画像からというよりは，病歴から誤嚥を疑うだろうと思います。

ポータブル写真では，気管・気管内を充填するような陰影がみられることは少ない（というかほとんどない）ですが，**図 5-6A**のように両肺下葉を主体とする浸潤影を認めることが想像されます（浸潤影がみられなくても誤嚥が否定される訳ではありません）。ただし，誤嚥した直後もしくはあまり時間が経過していない場合，画像所見が明瞭化してきていないこともあり得ます。しかし，ポータブル撮影で**図 5-6A**のような所見が得られた場合，「CTを撮ったらおそらく気管内に充填する陰影を認めるかも。それから，いきなり誤嚥しやすい状態になることはないだろうから，今までも誤嚥していたかもしれない。（臨床症状として誤嚥を疑う所見が顕在化していないだけで）画像上は気管支壁の

無気肺・肺炎

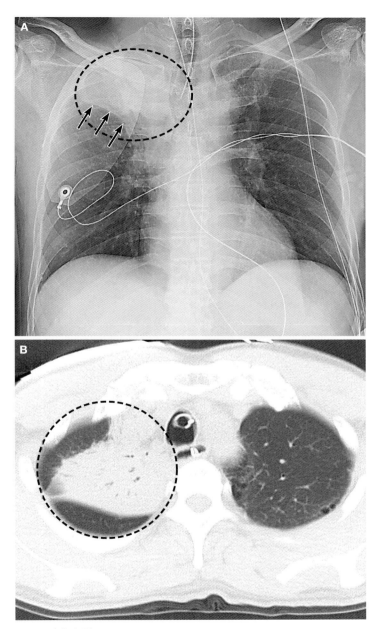

図 5-5 | 無気肺
A：胸部ポータブル写真，B：CT　胸部ポータブルでは，右上肺野に楔状の透過性低下を認める（A：○印）。辺縁は整で（A：→），葉間が頭側へ偏位（上葉の容量低下により）していることがわかる。無気肺が考えられ，CT（B：○印）でも確認できる。

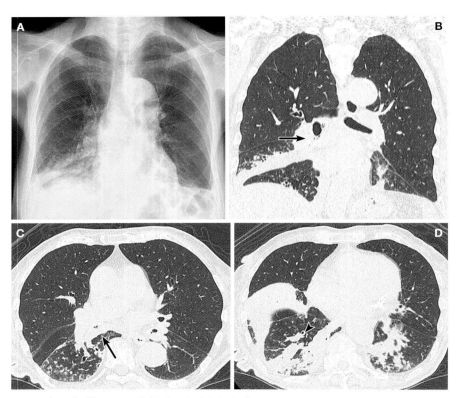

図 5-6 誤嚥が疑われる胸部ポータブルおよび CT
A：胸部ポータブル写真，B：CT（冠状断像），C，D：CT　両下肺野では右優位に浸潤影を認める（**A**）。気管支内には，喀痰や誤嚥物と思われる充填陰影を認める（**B, C**）。気管支壁の肥厚もみられ（**D**），慢性的な炎症（もともと誤嚥の可能性を示唆しますが，病歴を確認しよう）が背景に考えられる。

肥厚や気道散布性炎症を示唆する所見があるのではないか」ということを想定してみるのです。

そういった想定の下に CT（**図 5-6B〜D**）を撮像すると・・・。

気管内には多量の誤嚥物と思われる所見（**B，C** の→）や，もともとの炎症を反映する所見（気管支壁肥厚：今まで誤嚥していたのだろうな・・・と推測する所見，**D** の▶）があり，**ああ，やっぱりポータブルから想像したとおりだったな**，と思えるはずです。確かに，そういう想定なく CT を撮像してはじめて「**がっつり誤嚥してますねー，気管内にも誤嚥物がたくさんある。もともと，誤嚥していることを示唆する所見もあるねー**」でも臨床上は何も変わりない

無気肺・肺炎

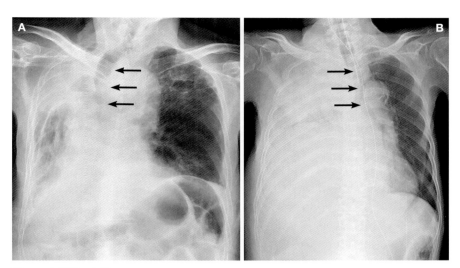

図 5-7 | 縦隔の偏位
A，B：胸部ポータブル写真　無気肺では，縦隔は患側へ引っ張られるが（A），胸水や気胸（非呈示）では対側へ偏位する（B）。

（治療にに大きな変わりはない）のかもしれませんが，CT を撮像するうえでは，どんな画像が出てくるのか，想像しておくことが大切だと思いますし，そうしたほうが臨床力もつくのだとわれわれは考えています。

　冒頭でも書いたとおり，**ポータブルがよくわからない→とりあえず CT 行こう，こういう流れ（思考）を少しでも減らしたいですね。**

　もちろん，CT を撮らないとわからないようなものもたくさんあると思うので，すべてそうしよう，というわけではないですが，少しでも胸部ポータブルや単純写真から読み取ろうという気持ちをもっていただけたら嬉しいです。

　無気肺がある程度の大きさとなった場合，理論上は容積減少の影響も画像で見ることができます。しかし，容積減少の影響は他の含気が保たれた肺によって代償されるためか，例えば，横隔膜の上昇や縦隔の患側への偏位といった所見はあまりみられないこともあります。

　ですが，**図 5-7A** のように術後や陳旧性炎症後など慢性経過の場合には，容積減少を反映して縦隔の偏位がみられることが多いです。

　ここで，確認です。無気肺の場合は患側に縦隔が引っ張られますが（患側の容積減少により，気管が引っ張られる），胸水貯留や気胸の場合は患側の容積が増加しますので縦隔は反対側に偏位します（**図 5-7B**）。

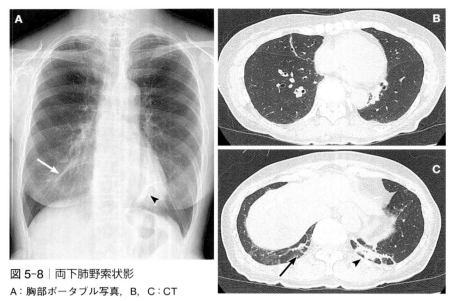

図 5-8 | 両下肺野索状影
A：胸部ポータブル写真，B，C：CT
両下肺野に索状影を認める（**A**）。CT では，それらの陰影は収縮性変化（ギュッと縮こまったようになっている）がみられ，炎症後変化であることがわかる（**B, C**）。図内の記号は **A〜C** において，それぞれ一致します。

逆に無気肺の範囲が小さい場合には，血管影と同じ程度の太さの索状影として認められることが多く，臨床的には意義が低いと考えられます。

3 無気肺か，肺炎か

図 5-8 では，右下肺野（→）や左下肺野（▶）の心陰影に重なって索状影を認めます。CT（**図 5-8B, C**）で見てみると，同部位は収縮性変化（ギュッと縮こまったようになっている）がみられていて，何らかの炎症後変化に伴う無気肺であることがわかります。右肺下葉（黒矢印）にも無気肺がみられますが，単純写真での指摘は困難です。

臨床症状として問題となることは少なく，特に加療を要することは少ないです。

無気肺同様，一定の領域が含気を失う病態としては，気管支肺炎〜大葉性肺炎も挙げられますが，肺炎による浸潤影の場合には，当該領域の空気が浸出物によって置き換わるため，容積減少の程度は弱いか，炎症が高度な場合にはむしろ膨張性の病変となり，陰影としては濃く，内部に気管支透亮像（air bron-

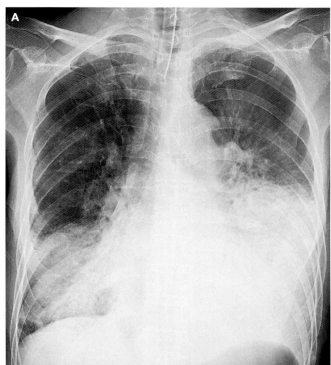
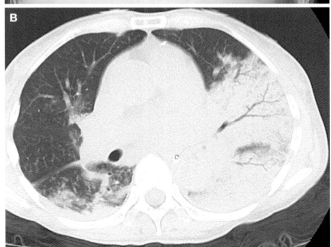

図 5-9 | 両肺下葉肺炎
A：胸部ポータブル写真，B：CT　胸部ポータブルでは，両下肺野，特に左優位に浸潤影を認める。CT では，特に左下葉に広範な浸潤影を認め，辺縁不明瞭，内部に air bronchogram を伴っている。また，心臓と広く接しており，心シルエットを消失させている。

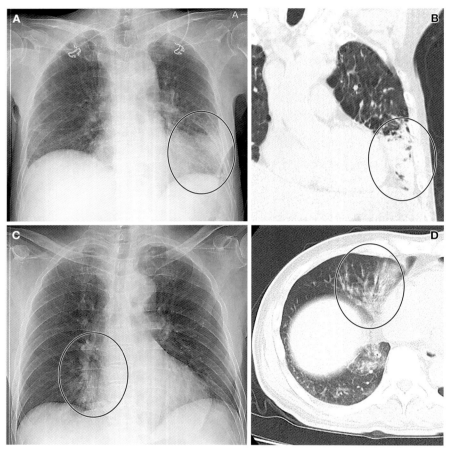

図 5-10 | 病変を認識しにくい場合
A, C：胸部ポータブル写真, B, D：CT　既存の構造を不明瞭にするような病変でなくても（A, B：○印), 正常像, 正常構造, 左右差などを認識することが, 病変発見の手がかりとなる (B, D：○印)。

chogram)がみられることもあります。陰影を見つけるきっかけとしては, 濃度上昇域を探すか, 無気肺と同様, 既存構造物の輪郭の不明瞭化を見つけるようにします (**図 5-9**)。ただし, 画像上, 無気肺なのか肺炎なのかを厳密に画像のみで区別することが困難であることも多々あります。やはり臨床症状 (発熱や咳嗽, 喀痰など) や血液検査と併せて評価することが大切です。

　無気肺にしても肺炎にしても, 範囲が小さい時や, 既存構造物の輪郭を不明瞭にしない場所に生じた場合には, 発見することは難しくなります (**図 5-10**)。

しかしです，3日目，今日（5日目）と読み続けてきた皆さんはお気付きではないでしょうか．大切なのは正常像を把握すること，それから，その正常像を見せないようにする「何か」がないか，ということに気付くことです．つまりはシルエットサインを消失させる何かがないかを丹念に探すことです．もちろん過去画像との比較も忘れずに．

加えて，患者さんからの情報を読み取ろうとすること．

単純写真を見て，「ああ，ここに浸潤影がある．聴診してみよう，確かに単純写真の陰影に一致して crackle がある」でも最初はいいのかもしれません．

でも，できるのであれば，「聴診上，左下肺野外側に吸気時・呼気時に crackle がある．熱もあるし，痰も膿性だ．左下肺野に肺炎像があるに違いない．単純写真で確認しよう」→「ああ，やっぱり．左下肺野に浸潤影がある．聴診所見と一致しているな．血液検査で炎症所見も上がっている．高齢でもあるし，入院しての加療も検討しよう」．

こちらのほうがより臨床が充実したものとなるでしょうし，身体所見から病変部位が推測できていれば，**図 5-10** のような少しわかりにくい陰影だって発見しやすくなるかもしれません．

…

「まあ，それができれば一番理想だけど」という皆さんの声が聞こえてきそうですが，これを今日の皆さんへの私の take home message としたいと思います．

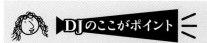

無気肺・肺炎の読影ポイント "Let's follow the line !"

- 肺無気肺や肺炎を探すには，写真上，既存構造物の輪郭や線がきちんと追えるか丹念に確認するとよい．
- たかがシルエットサイン，されどシルエットサインである．

ポータブルの情報を蔑ろにしない

　臨床情報と合わせて観察することで，ポータブル写真ではさまざまなことが評価・確認できます．入院中の重症患者の病態管理においてだけでなく，重症外傷で搬送されてきた患者のプライマリーサーベイにおいても，ポータブル撮影は有用です．ただ，これまでの医学教育において，ポータブル写真を正しく評価する方法があまり解説されてこなかったことと，正しく評価するための画像・画質がどういうものかが共有されてこなかったことが，結果的に「まぁ，ポータブルだから」という無意識の感覚を根付かせてしまったのだろうと思います．

　本書を読んでもなかなかすぐにはポータブル写真のもつ可能性の大きさを実感することはできないと思います．根気強く，高い画質を求める努力をし，患者さんから直接得られる情報と合わせた適切な画像評価を丁寧に行い続けることで，ポータブル写真はきっと大きな武器となるはずです．この文章の意味がわかる時，それは，あなたがチームとともにポータブル写真のもつポテンシャルを引き出せた時だと思います．

肺炎あるいは無気肺を疑う。胸水貯留の可能性も否定できない。

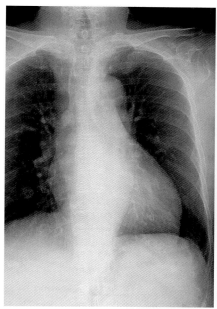
過去のポータブル写真

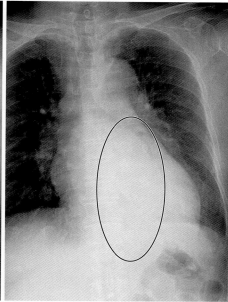
今回のポータブル写真

解答・解説

 　左下肺野（心陰影と重なる領域）の透過性低下（○印）を認め，下行大動脈辺縁や横隔膜内側の不明瞭化を伴っています（過去の胸部ポータブル写真と比較すると明らかです）。左下葉，特に心臓背側の領域に含気の低下をきたす病変が存在することがわかり，肺炎や無気肺が鑑別となります。食事中にむせ込んだ後に発熱をきたしており，誤嚥性肺炎は十分に想定されます。
　もしかしたら胸水貯留がある可能性も否定できません。臨床経過をもう少し調べてみないとわかりませんが。

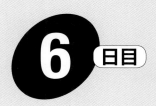

気胸

> "If you're reading this, it's too late."
> （Drake, 2015）

はじめに

ポータブル胸部写真における気胸の画像所見

1. 臥位における胸腔内での空気の分布様式 ● 2. deep sulcus sign ● 3. basilar hyperlucency ● 4. 過去画像との比較

症例

30歳代男性。交通外傷による右気胸に対し胸腔ドレナージ後。

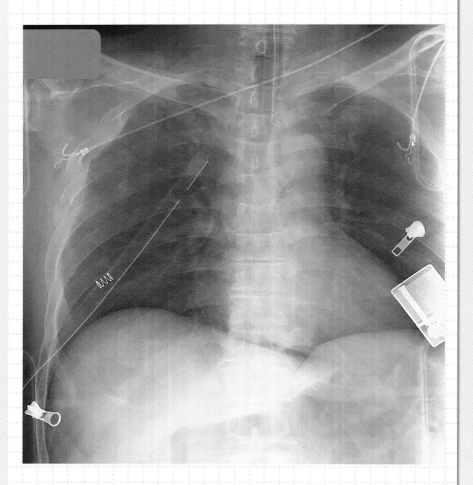

Q ドレーン留置後，確認の胸部ポータブル写真での問題点は？

➡解答・解説はp.170。

DJ，待ってましたよ！　最近ちょっと困ったことがあって。

どうしたんですか？　あなたから話を振ってくるなんて珍しい。

実はですね，この前，私が一丁前に救急をローテーションしている研修医を指導しながらCVカテーテルを入れたんです。気管挿管されていましたが，それほどリスクの高い患者さんでもないし，内頸静脈からだったら大丈夫だろうと思って。

ふむふむ，それで？

エコーガイド下の右内頸静脈アプローチでやったんですけど，いかんせん穿刺針の針先がよく見えなくて。何回かトライしていたら何か当たった，みたいな感じでカニュレーションできてカテーテルを挿入して。

あんまりエコーを使っている意義が話を聞いているとなさそうですね（（´∀｀））。

ははは・・・・。挿入中のバイタルは変わりなくて，確認の胸部ポータブルでカテーテル先端位置を確認した研修医から「気胸もないし，問題なさそうです」と報告を受けたので自分でも一応確認して・・・うん，大丈夫そうかなと思っていたんです。

それで，何に困ったんですか？

その日の夜に，患者さんのSpO₂が低下して，同僚が胸部ポータブルを撮ったら，広範囲の気胸になっていたって次の日に言われて。

うんうん。

実は，挿入直後の胸部ポータブルでも気胸になっているじゃないかって，上司からお叱りを受けまして。加えて，人工呼吸で陽圧管理なものですから気胸を悪化させて・・・・。実際，気胸の所見もよくわからなかったですし。

なるほど。ところで、気胸の所見が今までもそうですが、立位と臥位（ポータブル）で同じような所見、なんてまさか思ってないですよね？

え！？　肺の虚脱とかそういう所見って似ているんじゃないですか？

Oh！　No！～～～それじゃダメですよ。先生の言うとおり、**陽圧管理下では気胸の早期発見、早期治療を行わないと緊張性気胸、つまりは重篤な状態になってしまいます！**

DJ，胸部ポータブルでの気胸の所見について教えてください。

OK！　しっかりここでマスターしましょう！

はじめに

"If you're reading this, it's too late."（Drake, 2015）

今日，まず皆さんにお伝えするメッセージはこちらです。もちろん今のところ？？なことでしょう。でもこの章を読み進めていった後，「ああなるほど！そういうメッセージだったのか！　この This はこのことだったのか！」ということがきっとわかりますよ。

ヒントは・・・・「君は胸部ポータブルで気胸の有無を見るとき，まず肺の虚脱を探しにいっていないかい？」です。さあ，**6日目**，Here we go！

気胸を示す胸部単純写真の画像所見といえば，**visceral pleural line**，すなわち**上肺野外側に見える縮んだ肺**を思い浮かべるかもしれません（**図6-1**）。中心静脈カテーテルを留置した際，合併症として気胸を探すのに，臥位で撮影されるポータブル胸部写真でも冒頭でK太郎先生が言っているとおり，同じ所見を探していないでしょうか。

「よかったー，CV挿入後の肺虚脱なかったー。気胸もないし，胸部ポータブルOKです！」

それは間違いです！　ということで，**6日目**の今日は，気胸の所見について勉強します。

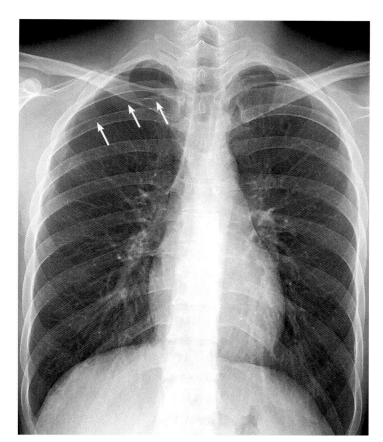

図 6-1 | visceral pleural line
胸部単純写真（立位）　気胸を示す visceral pleural line（→）がみられる。胸部ポータブルにおいて，早期に気胸を発見したい場合，この所見を探しにいってはダメなのです。

　まず，皆さん，2日目でも見た図6-2の画像を眼に焼き付けておきましょう。
　左内頸静脈から新たに CV カテーテル留置後です（→）。この胸部ポータブルを見て「ああ，やってしまった。気胸を作ってしまったーーーーーー！！！　鬼の上級医に後で呼び出される」なんてことを考えている暇はないんだということを今日は学んでいきましょう。
　うかうかしていると，「先生！　患者さんの HR が下がっています！　血圧も測定できません！」とナースから Call があってもおかしくありませんよ！

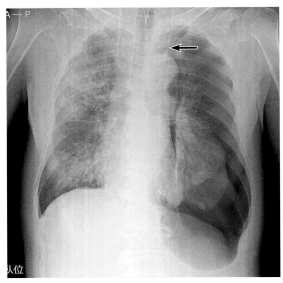

図 6-2 | CV 挿入後に顕在化した気胸
胸部ポータブル写真 2 日目の**図 2-13B** から再掲載。左内頸静脈から CV が新たに挿入されている（→）。左肺は高度に虚脱しているが，胸部ポータブルにおいては，高度な気胸になっているという認識が必要である。

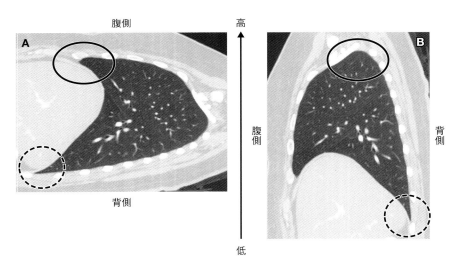

図 6-3 | 臥位と立位での気胸，胸水の溜まり方
胸部 CT（肺野条件，矢状断像） A：臥位（ポータブル），B：立位　空気は臥位では一番高い尾側の腹側，立位では肺尖部にまず，溜まります（実線○印）。水は臥位では一番低くなる尾側の背側，立位では肺底部に溜まるのがわかりますね（破線○印）。

気胸

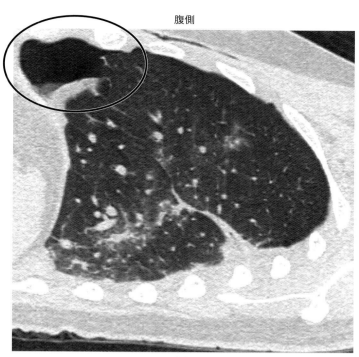

腹側

背側

図 6-4｜胸腔内での空気の分布様式①
胸部 CT（肺野条件，矢状断像） 胸腔に漏れ出した空気は，はじめは胸腔の中で一番高い，尾側の腹側に溜まり始めます（○印）。ですから，この状態で肺の虚脱の所見を肺尖側で探しにいっても見つかりません。

　みなさんは，CV カテーテル留置後に位置確認や合併症（特に気胸がないか）の確認のために，胸部ポータブルを撮影すると思いますが，例えば気胸を早期に発見したい場合，胸部ポータブルのどの領域に着目するでしょうか。
　ポータブル胸部写真における気胸の画像所見を学ぶためには，臥位における胸腔内での空気（ついでに水も）の分布様式を知らなくてはいけません。まずは，そこから学んでいきましょう。

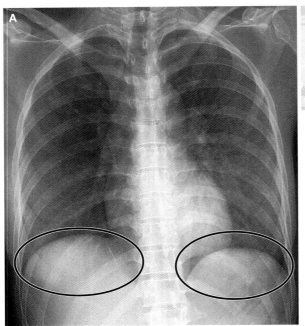
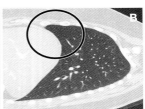

図 6-5｜胸腔内での空気の分布様式②
A：胸部ポータブル写真，B：胸部 CT（肺野条件，矢状断像）　胸部ポータブルで早期に気胸を認識したい場合，所見を探しにいく場所は肺底部（○印）であるということになるのがおわかりいただけるかと思います。（本症例は気胸はなし）

ポータブル胸部写真における気胸の画像所見

1 臥位における胸腔内での空気の分布様式

　　患者さんが臥位，つまり寝ている時，胸腔は頭側より尾側の腹側で高くなっているのが**図 6-3** をご覧いただければわかると思います（**図 6-3**）。
　　ですから，当然ながら空気はまず，高いところから溜まっていくわけで（**図 6-4**），出来立てほやほやの気胸はまず，胸部ポータブルにおいては肺底部に所見が表れてくるのです（**図 6-5**）。ですから，臥位において早期に気胸を発見したい場合，着目すべき場所は「肺底部」ということになります。最初の最

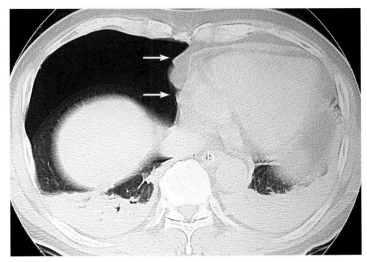

図 6-6｜気胸の進展
胸部 CT（肺野条件，矢状断像）　気胸が拡大すると徐々に横隔膜や縦隔を押しやるように進展する（画像上，緊張性気胸の状態：→）。

初で立位の時と同様に肺の虚脱の所見を探しにいっても，見つかるわけがありません。

このため，胸腔へ漏れ出た空気は，**（尾側）の腹側（重力非加重域）**に溜まりはじめ，ボリュームを増しながら，この領域で外側にも回り込んで，さらには肺だけでなく，横隔膜や縦隔を押しやっていきます（画像上の緊張性気胸の状態）（**図 6-6**）。

つまり，**図 6-7** のように胸腔に溜まった空気がさらに増えていき，その範囲を拡大してきてはじめて肺の虚脱の所見（visceral pleural line：**図 6-1**）が臥位において見えてくるのです。**これは重要なポイントです！**

余談ですが，この CT の状況（**図 6-4**，**図 6-6**，**図 6-7**）では単純写真で気

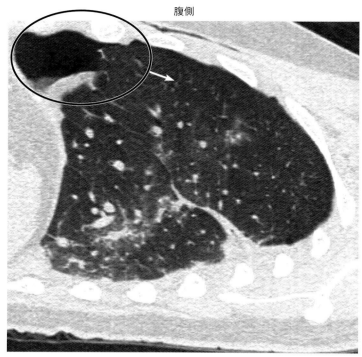

図 6-7 | 肺の虚脱
胸部 CT（肺野条件，矢状断像） このように胸腔に溜まった空気がさらに増えていき，その範囲を拡大してきてはじめて肺の虚脱の所見（○印）が見えてくるのです。ここに溜まった空気は超音波検査でも見つけられる可能性は十分あることは知っておこう。

胸を指摘することはもしかしたら難しいかもしれません。ただし，早く発見するための助けとなるサインがあります。気付いた方もいらっしゃるかもしれませんが，**皮下気腫**です。例えば，外傷症例において，触診で皮下気腫がある，もしくは単純写真で気胸ははっきり指摘できないが，皮下気腫がある場合には気胸があるのではないかという想定で臨むことが大切です。

貯留した空気量が十分量に達すると，この時すでにかなりの気胸となっているはずですが，上肺野に相当する領域でも肺の外側にも回り込み，**visceral pleural line** が観察されるようになります（**図 6-8**）。この解説でおわかりのよ

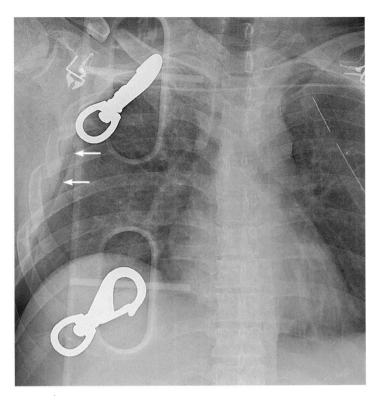

図 6-8 | visceral pleural line
胸部ポータブル写真 右肺において visceral pleural line を認める(→)。実際にはドレーンがすでに挿入されている左側だけでなく，右側にも広範な気胸があることを認識しなくてはいけない。

うに，**立位**の胸部単純写真では比較的少量でも観察される気胸の所見は，**臥位の**ポータブル胸部写真では大量にならないとみられず，**visceral pleural line を探しているようでは遅すぎるのです。**

　見ていただいてわかるとおり，提示しているのは外傷症例で，左には胸腔ドレーンが留置されています(ここでは詳しく述べませんが，復習のため。左胸腔ドレーンは左葉間かもしれません。？？　という方は2日目をもう一度読み返しましょう)。右も多発肋骨骨折があり，気胸があることが推測されます(実際にあるわけですが)。目標は，このような明瞭な **visceral pleural line** が出

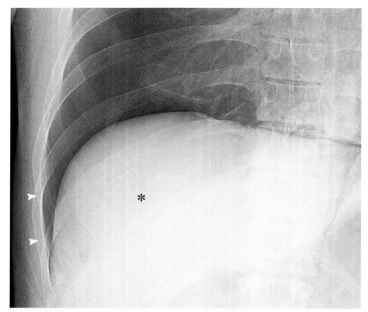

図 6-9 | 肺底部における気胸の所見の認識
胸部ポータブル写真 腹側の重力非加重域に貯留した空気は，胸部ポータブルにおいて肺底部の透過性亢進（＊：basilar hyperlucency）や肋骨横隔膜角の深淵化（▶：deep sulcus sign）で認識する。

現してから気胸に気付くのではなく，その前に気付けないかということなのです。また，見えている場合にはかなり広範な気胸となっていることも認識しなくてはいけません。この後，状態が悪化して，気管挿管，人工呼吸器装着，気胸がさらに悪化，バイタルも不安定ということを防がなくてはなりません。緊張性気胸→PEA（CPA）ということは当然ながら避けなくてはなりません。

　腹側の重力非加重域に貯留した空気は，ポータブル胸部写真では，**肺底部の透過性亢進**（＊：basilar hyperlucency）や**肋骨横隔膜角の深淵化**（→：deep sulcus sign）で認識します（図 6-9）。

2　deep sulcus sign

　basilar hyperlucency と deep sulcus sign のいずれかの所見だけだと気胸であると読みすぎてしまうことが多く，この２つが揃っていると確信がもちやすいですが，２つが揃っていても，いずれかもしくは両方が微妙な場合にはなか

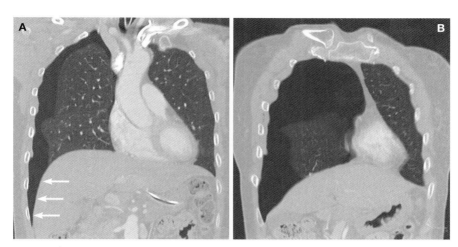

図 6-10 | deep sulcus sign
A, B：CT（冠状断像） deep sulcus sign（→）が認められる場合，これほどの気胸がすでに存在することを認識しなくてはいけない。

なか難しいこともしばしばです。

　deep sulcus sign は横隔膜を押しのけるように漏れ出した空気が溜まることにより，見られます。

　図 6-10 で示すのは CT 像ですが，**deep sulcus sign** がみられる状態というのはこれほどの気胸がある（空気が漏れ出ている）状態であることを認識しなくてはなりません。また，この状態であれば，visceral pleural line がポータブル写真でも見られることが想像されますが，単純写真で visceral pleural line を認識したとして，「ああ，気胸があるなぁ〜〜〜」とのんびりしていてはだめだということです。一刻も早くドレナージする準備をしなくてはなりません。気管挿管・陽圧管理をするのであればなおさらのことです。

3 basilar hyperlucency

　basilar hyperlucency についても考えます（**図 6-11**）。通常であれば肺実質

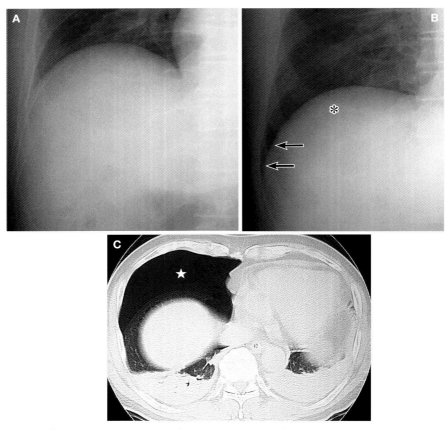

図 6-11 | basilar hyperlucency(& deep sulcus sign)
A，B：胸部ポータブル写真，C：CT　CV カテーテル留置前(A)と留置後(B)の肺底部拡大図。留置後のポータブルでは，右肺底部の透過性亢進(＊：basilar hyperlucency)および deep sulcus sign(→)を認める。気胸が示唆される。CT ではこのポータブルの所見でこれほどの気胸があることがわかる(★)。

が広がっている領域(★)が胸腔へ漏れ出た空気に置換されます。ということは，想像のとおり，肺底部の血管陰影は見られなくなります。また，その領域には肝臓も通常は横隔膜下に存在するので，胸部ポータブルでは白っぽく見える(透過性が低下している)はずが，そこにあるのは空気のみで，胸部ポータブルでも真っ黒に見えます。その結果が **basilar hyperlucency**(肺底部の透過性亢進)です。

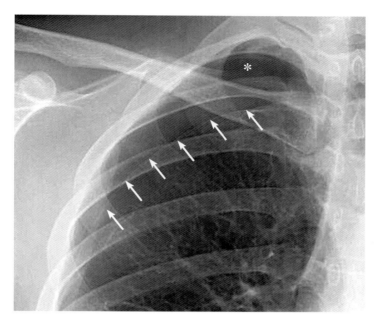

図 6-12 | 図 6-1 の拡大像
胸部単純写真（立位） visceral pleural line（→）の外側に広がる気胸腔（＊）には肺血管影は認識できない。

NOTE 肺血管影に着目せよ

　気胸を疑って撮影した単純写真。自分が見た限りでは気胸はなさそうだけど・・・，後輩から「何かこのライン怪しくないすかー？」と言われ，そう言われるとなんでも怪しく見えてしまう・・・なんてことありませんか。
　そういった場合に1つ目安となるのは，**肺血管影が見えるかどうか**です。胸膜付近の末梢まで通常でも肺血管影が見えるわけではないですが，visceral pleural line のように見える線から外側に血管影が見えれば気胸ではないだろうと言えます。

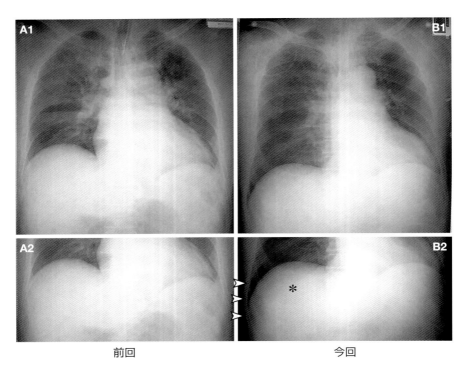

図 6-13 │ 過去画像との比較
A, B：胸部ポータブル写真（A2, B2 は拡大図） 前回（A）の単純写真と比較して，今回（B）の写真は右肋骨横隔膜角は深くなり（▶：deep sulcus sign），肺底部の透過性が亢進しています（＊：basilar hyperlucency）。

4　過去画像との比較

　図6-12は図6-1で示した単純写真の右上中肺野を拡大したものです。visceral pleural line（→）の外側に広がる気胸腔（＊）には肺血管影は見えませんね。

　deep sulcus sign は所見として認識しやすいかもしれませんが，basilar hyperlucency は本当に透過性が亢進しているのか，そう見えてしまっているだけなのか迷ってしまうこともあると思います。

　ここで重要なのは，過去画像との比較です。入院中の患者さんであれば前回写真がある可能性は高くなりますので，気胸の読影の時に限りませんが，ポー

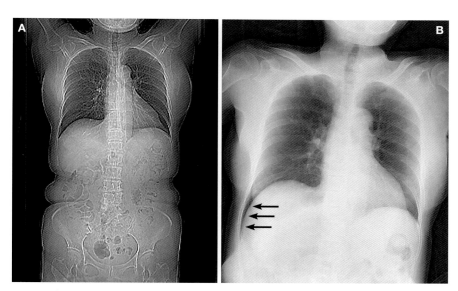

図6-14 | CTスカウト画像との比較
A:CTスカウト像,B:胸部ポータブル写真　比較の過去画像(臥位)がなくても,気胸がない時のCTのスカウト画像(A)と比較することで,deep sulcus sign が出現しており(B:→),気胸があると自信をもって言えます。

タブル胸部写真を読む時は,**必ず前回写真と比較しましょう(図6-13)**。

　臥位の胸部写真がない時は,肺底部の所見だけの確認であれば,CTのスカウト画像(CT検査の際にはじめに撮られる撮像計画のための画像)が参考になることは知っておいて損はないと思います(**図6-14**)。また,スカウト画像だけでなく,CT画像も,実際の解剖学的情報を得るには大変有用で,ポータブル胸部写真の読影に役立ちます。

　図6-14のAとBを比べてみましょう。比較画像がなくてもBではdeep sulcus signやbasilar hyperlucencyはわかりやすいかもしれませんが,以前の気胸がない時のスカウト像(**図6-14A**)があれば,より自信をもってこれは気胸だと言えますね。

> 最後に，(ポータブルから話がそれますが・・・・) もう1枚，単純写真を示します (**図 6-15**)。撮像条件は立位です。20歳代，女性，胸痛精査のため施行されました。さあ，K太郎先生，今日のまとめにどうぞ！

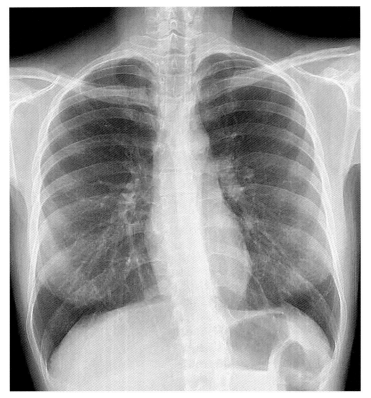

図 6-15 | 胸痛精査のための胸部単純写真(立位)
胸部単純写真　異常所見はありますか。

> 立位ですね。臥位とは所見が異なることは今日やりました。胸痛の原因は・・・・気胸でみられるような visceral pleural line はみられません。その他，肺野にはこれといって異常がないようですが。脊椎の側弯は認めますが・・・・・・。

> 胸痛の原因は画像上，negative，ということでよろしいですか？

そうですね，私の読影では・・・・。

では，側面像も撮られているので見てみましょう。

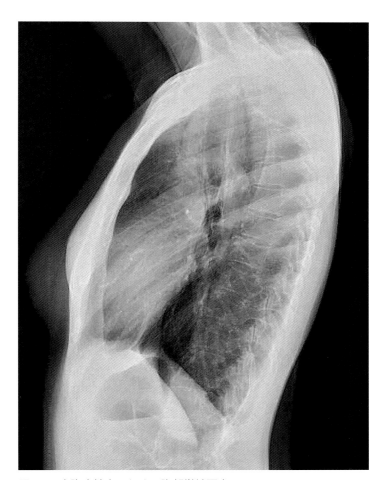

図 6-16 胸痛精査のための胸部単純写真
胸部単純写真（側面像）　図 6-15 と同一症例。

いかがですか？

うーん，あ！　気管の周囲などに air を疑う陰影を認めます。

ということは？

正面像で見ても，頸部や縦隔に air を疑う陰影があります。縦隔気腫です！

ピンポーン！　ちょっと話はそれましたが，縦隔気腫も忘れずに若年者の鑑別には入れましょう。CT も撮像されているのですが，はっきりわかりますね（**図 6-17**）。

はい，意識して見ていかなくては。所見を素通りしてしまいました。

大声を出したり力んだり，あるいは，喘息発作などが原因のこともありますが，私は救急放射線医なので，どうしても外せないのが外傷によるものです。胸部外傷が疑われる患者さんで縦隔気腫が見られたら，食道や気管・気管支の損傷を疑わなくてはなりません。ほかに忘れてはならないのは，人工呼吸器の陽圧換気による圧外傷の影響です。症例を提示しましょう（**図 6-18**）。

この患者さんは，自分で頸部および腹部を刺したのです。皮下気腫が明瞭ですね。この場合，刺創が縦隔まで達していて，外から縦隔内に air が入っている可能性もありますし，やはり考えなくてはいけないのは気管や食道損傷です。

なるほど，勉強になります。

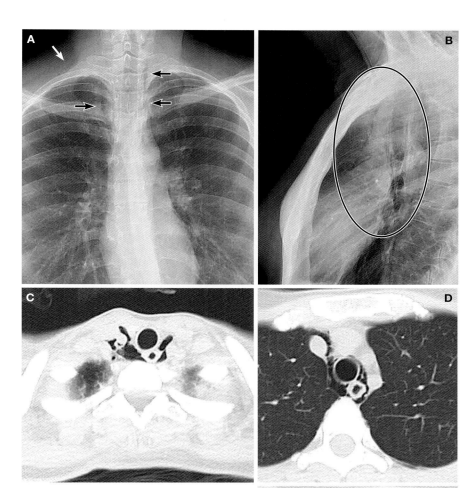

図 6-17｜縦隔気腫①
A：胸部単純写真（図 6-15 と同一），B：胸部単純写真（側面像）（図 6-16 と同一），C〜E：CT
A〜E では気管や気管支の周囲に air の貯留を認める（→，○印）。縦隔気腫が考えられる。

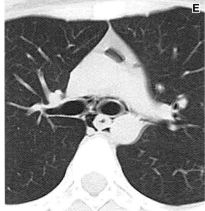

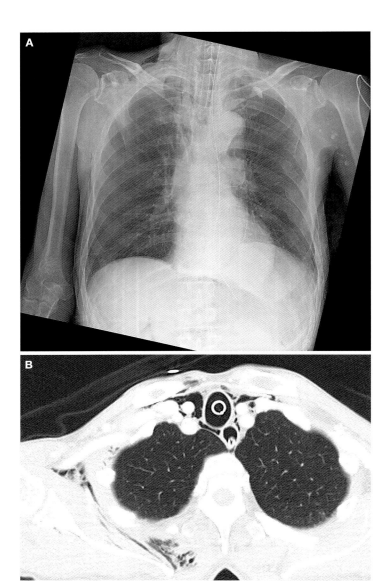

図 6-18 | 縦隔気腫②
A：胸部ポータブル写真，B：CT　気管周囲や皮下に air の貯留を認める。縦隔内の air は穿通性外傷の場合，皮下から達することもあれば，気管や食道の損傷もあり得ることを忘れずに。

最後，少し話はそれましたが，気胸の診断に少しは自信がつきましたか？

はい，教わったことをしっかりと役立てていこうと思います。

OK！ その意気です。教わったことを自分だけではなくて，人に伝える（教える）のもいいと思いますよ。理解できていなければ，伝えることはできないですから。

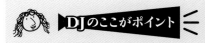

気胸の評価のポイント

- 胸部ポータブル写真（臥位）では，立位では比較的少量でも観察できる visceral pleural line を探しているのでは遅すぎる。visceral pleural line が出現しているときは，かなり広範な気胸と考えること。→ **"If you're reading this, it's too late."** である。もちろん，This は visceral pleural line のことです。
- 腹側の重力非加重域に貯留した空気は，胸部ポータブル写真では，肺底部の透過性亢進（basilar hyperlucency）や肋骨横隔膜角の深淵化（deep sulcus sign）で認識する。
- 過去画像との比較にあたっては，臥位の胸部写真がない時は，胸部 CT，肺底部の所見だけの確認であれば，腹部 CT のスカウト画像が参考になる。

30歳代男性。交通外傷による右気胸に対し胸腔ドレナージ後。ドレーン留置後，確認の胸部ポータブル写真での問題点は？

解答・解説

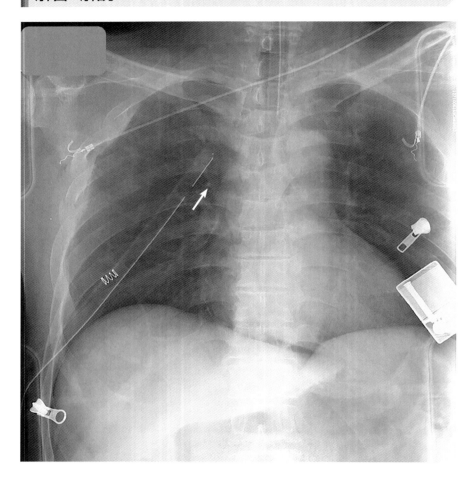

A 胸腔ドレナージカテーテルが葉間に位置している可能性が高く，十分なドレナージ効果が得られないことから，気胸の残存が疑われ，カテーテルの位置調整や追加の挿入を行う必要がある。

2日目でも解説したように，胸部ポータブルを評価する際にはカテーテル，チューブ類の位置を必ず確認します．特に，処置をした直後の画像では，位置だけでなく合併症の有無や治療効果を判断し，場合によってはすぐに位置調整や再挿入を検討する必要があります．

　今回の画像では右気胸に対し，胸腔ドレナージカテーテルが挿入されています．カテーテルは肋間の刺入部から直線的な走行で肺門方向に向かっているため（→），先端は葉間に位置している可能性が高いことがわかります．

　胸腔ドレナージカテーテルを挿入したにもかかわらず，右肺底部の透過性亢進（basilar hyperlucency）を認め，（左胸郭が欠けているため評価は難しいですが）右肋骨横隔膜角の深淵化（deep sulcus sign）も疑われ，気胸が残存していることがわかります．

　カテーテルの先端が葉間に位置していても良好なドレナージ効果が得られることはあります．しかし，本症例のように（外傷では特に），十分なドレナージ効果が得られず気胸が残存する場合は，位置調整や追加の挿入を行う必要があります．この症例のように気管挿管され，陽圧管理が行われていればなおさらです．それでも気胸が残存するようであれば，気管・気管支損傷を疑う所見であるため注意を要します．

　胸腔ドレナージカテーテルの先端位置異常としては，皮下への迷入や腹腔内への誤挿入も起こり得ます．また，皮下気腫や縦隔気腫の増悪がないかということもチェックします．

　外傷診療においては刻一刻と状態が変化し，カテーテル類の挿入も頻回に行われます．常に正しい位置でスムーズに撮影を行うためにも，「フィルム（ディテクター）」はバックボードの下に入れたままにしておき，重症患者のマネージメントの際などには技師さんを現場から帰してしまわずにいつでも撮影できる状態にしておくことが理想的です（最近のポータブルX線撮影装置は，「フィルム」を置きっぱなしにしておいても何枚も撮影できるものが多く，外来で「透視装置代わり」に使用することもできます．このことは，外傷（**補講①**）でも説明します．

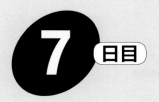

ARDS

「窮迫」：行き詰まってどうにもならなくなること。特に，金銭的に差し迫って困り果てること。『大辞泉』

はじめに：ARDS とは
1. Berlin 定義 ● 2. ARDS の病態

ARDS における胸部ポータブルの役割
症例

ARDS の経過
1. 増悪 ● 2. 軽快 ● 3. 不変

症 例

80歳代男性　誤嚥性肺炎

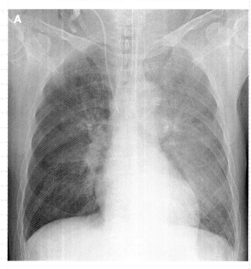

20歳代男性　肺挫傷（交通外傷）

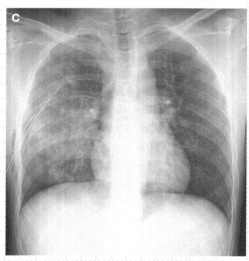

50歳代女性　呼吸困難（輸血後）

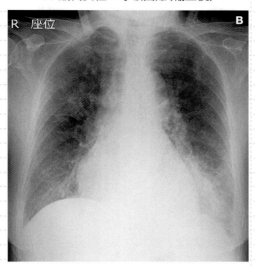

50歳代男性　急性膵炎

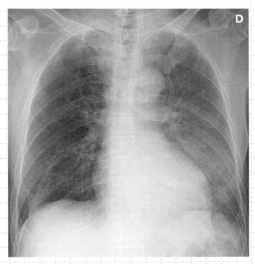

Q この4症例のなかで今後，ARDSを起こし得るのはどれだろう？

➡解答・解説はp.191。

さて、7日目の今日はARDS (acute respiratory distress syndrome, 急性呼吸窮迫症候群) についてやっていきます。先生はARDSについてしっかりと学び、考えたことはありますか？

P/F ratioであるとか数値上のこと、分類は何となく頭に入っているのですが、病態についてはあまり深く考えたことが、実はありません。画像の特徴もよくわからなくて。

大雑把に言うと、呼吸状態が悪くて、単純写真で肺野が白かったらARDS？　みたいな・・・・・・そんな感じですか？

はっきりいって、そうですね

そうですか、でも実際は意外にとそういう感じの先生方は多いのでは、という気がします。ではこの機会に少しでも病態と併せて理解できるようにやっていきましょう。病態を理解していないのではもったいないですし。

お願いします！

そもそも、窮迫（キュウハク）という言葉の意味は、『大辞泉』で調べてみると、「行き詰まってどうにもならなくなること。特に、金銭的に差し迫って困り果てること」とあります。言うなれば肺の構造や機能がめちゃくちゃに壊れてしまって、どうにもならなくなってしまった状態ですね。

そう聞くと、やはりARDSだろうと診断した患者さんは、なかなかその状態から立ち上がってくることが困難な印象があります。治療もなかなか上手くいかないことも。

ARDSは種々の基礎疾患を背景に発症する症候群なわけですから、最初からあまり全身状態が良くないところにARDSを発症してしまうと、なかなか状態の改善が得られないことも納得できますね。

はい。

ところで，ARDSは種々の基礎疾患を背景に発症する，といいましたが，具体的にどのようなものがあるか，知っていますか？

・・・・・・・・恥ずかしながら，ちょっと思い浮かびません。

mmmmm・・・・OK！　まずは，その辺のところからしっかりやっていきましょう。

はじめに：ARDSとは

　ARDSは，肺病変も含めたさまざまな病態（肺炎，誤嚥，敗血症，外傷など）を契機として，肺を舞台として生じる血管透過性亢進による水漏れ（肺水腫）と，これと同時もしくはこれに続発する組織修復の過程で生じる急性の呼吸不全のことです。つまり，ARDSの本態は肺のサイトカインストームによる急性肺障害で，その病理像はさまざまな原因によるDAD（diffuse alveolar damage，よく「ダッド！」といいますね）とされますが，DAD以外の病理的背景をもつ症例も少なくありません。

　ここでまずおさえておきたいのは，ARDSは基本的に肺への水漏れ（肺水腫）の最重症型ということで，「大洪水」という言葉が適切かもしれません。肺胞を取り囲む毛細血管という河の堤防が決壊して，水力学的肺水腫で滲み出るのとは違って多くのものが間質に「溢れ出て」行き，さらに肺胞側の堤防も越えて肺胞腔内に広がっていく，それは洪水のような肺水腫です。皆さんも，例えば，辛いものを食べた時に鼻水が出ることがあると思いますが，これが肺胞腔を舞台にして起きている感じです。しかも，もっとずっとひどく抑制が効かない状態で，です。呼吸の要である肺胞腔がどんどん水浸しになって埋まっていくわけですから，どれだけ苦しい事態か，窮迫した状況か想像ができますね。

　DADの"D：diffuse"とは，この肺の毛細血管から間質，肺胞上皮までが"diffuse"に障害されるという意味の"diffuse"であって，「肺のあちらこちらで」という意味ではありません。

　DADは病理的には，滲出期，器質化期，線維化期に分けられますが，滲出

はまさに洪水の最中という状態です。器質化期は水浸しになりながらも再建修復もはじまりつつ，それらが混在した状態，線維化期はいびつな形で荒廃した土地が再構築されていくイメージでしょうか。

　ARDS の定義は，1992 年以来約 20 年にわたり American-European Consensus Conference（AECC）の定義が使用されてきましたが，新たに 2012 年に Berlin 定義が提唱されました。それまで，軽症例を含む用語として用いられてきた ALI（acute lung injury）という分類は使われなくなっており，Berlin 定義でいう軽症に相当します。

　ですので，うっかり昔の本や知識のままカンファレンスなどで「この患者さんは ALI であるといえます・・・・・」などと言おうものなら，ちゃんと勉強しているの？　って思われてしまいますので注意しましょう。

　『ARDS ガイドライン 2016』にもある通り，Berlin 定義改訂のポイントは次の 1）～5）があります。（ここでは，とうてい ARDS ガイドラインのすべてを網羅はできませんので，一度ガイドラインに目を通してみてはいかがでしょうか）。

1 Berlin 定義

1）発症時期の明確化

　AECC では発症時期は**急性発症**とだけ記載されて具体的な日数はなかったが，大部分の症例が基礎となる危険因子が認識された 72 時間以内に発症し，ほとんどすべての症例は 1 週間以内に発症するため，発症時期を 1 週間以内と明確に定義した。

2）画像所見の明確化

　AECC では胸部単純写真正面像で両側肺浸潤影があるものと定義されていたが，Berlin 定義では胸部 CT も含めて胸水や無気肺，結節では説明がつかないものと追記されている。

3）肺水腫の成因の明確化

　肺動脈カテーテルは使用されなくなっており，ARDS であっても心不全や体液過剰の要素が混在するため，肺動脈楔入圧が上昇している場合もあるので圧測定の記載は削除した。ただし，リスク因子がない場合は静水圧性肺水腫を除外するため，心エコーなど客観的評価を行うことが勧められている。

4）酸素化能の評価条件の改訂

AECC では酸素化能の評価の際は PEEP レベルを問わないとなっていた。しかし，PaO_2/FiO_2 は PEEP や FiO_2 の影響を受けるため，Berlin 定義では PaO_2/FiO_2 の評価は PEEP または CPAP $\geqq$ 5cm H_2O のもとで判定することになった。

5）重症度分類の改訂

AECC における ALI のカテゴリーをなくし，従来の ARDS 基準を満たさない ALI を ARDE の軽症に分類した。さらに，従来の ARDS を PaO_2/FiO_2 により中等症と重症に2分した。結果として ARDS は軽症，中等症，重症の3つに分割した（**表 7-1**）。

ARDS の発症要因となる病態は多くの成書や『ARDS ガイドライン 2016』でも紹介されているとおり，肺の直接損傷と間接損傷に大別されます（**表 7-2**）。

このなかでもやはり，日常診療において遭遇する頻度が高いのは，直接損傷では誤嚥を含む肺炎ということになります。誤嚥は高齢者に多い嚥下機能の低下に伴うものもあるでしょうし，若年でもメンデルソン（Mendelson）症候群に代表される full stomach（胃が食事などで充満している状態）時の手技やそれに伴う嘔吐はリスクになります。ですので，さまざまな状況において最終食事（最後の食事からどれくらい時間が経過しているか）は可能であればしっかりと聴取したいものです。間接損傷では敗血症は特に頭に入れておかなければいけませんね。

ほかの「頻度の少ないもの」に分類されている直接損傷はみなさんが所属している施設・部署によって多少，異なると思います。

交通外傷の患者さんが多く運ばれてくる施設でしたら，骨折に伴う脂肪塞栓や肺挫傷から ARDS を起こしてくる可能性があります。そして，ARDS を起こし得るということを知っておかなくてはいけません。

しかし，大雑把に言ってしまうと，さまざまな原因，また皆さんの所属する施設・科にかかわらず，ARDS に遭遇する可能性が常にあるということです。

表 7-2 をご覧になって，「え！　こんなものも ARDS の原因になるの？」と思ったものはあったでしょうか。

表7-1 | ARDS の診断基準と重症度分類

重症度分類	Mild 軽症	Moderate 中等症	Severe 重症
PaO₂/FᵢO₂ （酸素化能,mmHg）	$200<PaO_2/F_iO_2≦300$ （PEEP,CPAP≧5cmH₂O）	$100<PaO_2/F_iO_2≦200$ （PEEP≧5cmH₂O）	$PaO_2/F_iO_2<100$ （PEEP≧5cmH₂O）
発症時期	侵襲や呼吸器症状（急性／増悪）から1週間以内		
胸部画像	胸水, 肺虚脱（肺葉／肺全体）, 結節では全てを説明できない両側性陰影		
肺水腫の原因 （心不全, 溢水の除外）	心不全, 輸液過剰では全て説明できない呼吸不全：危険因子がない場合, 静水圧性肺水腫除外のため心エコーなどによる客観的評価が必要		

（日本集中治療医学会，日本呼吸療法医学会，日本呼吸器学会3学会・2委員会合同 .ARDS 診療ガイドライン 2016. より許可を得て転載．＜Available from：http://www.jsicm.org/ARDSGL/ARDSGL2016.pdf＞）

表7-2 | おもな ARDS の原因疾患

直接損傷	間接損傷
頻度の多いもの 　肺炎 　胃内容物の吸引（誤嚥）	頻度の多いもの 　敗血症 　外傷, 高度の熱傷（特にショックと大量輸 　血を伴う場合）
頻度の少ないもの 　脂肪塞栓 　吸入傷害（有毒ガスなど） 　再灌流肺水腫（肺移植後など） 　溺水 　放射線肺障害 　肺挫傷	頻度の少ないもの 　心肺バイパス術 　薬物中毒（パラコート中毒など） 　急性膵炎 　自己免疫疾患 　輸血関連急性肺損傷（TRALI）[注1]

注1　TRALI：transfusion-related acute lung injury
（日本集中治療医学会，日本呼吸療法医学会，日本呼吸器学会3学会・2委員会合同 .ARDS 診療ガイドライン 2016. より許可を得て転載．＜Available from：http://www.jsicm.org/ARDSGL/ARDSGL2016.pdf＞）

2 ARDS の病態

　ARDS の病態について少しお話ししてみましょう。

　ARDS の病態の説明を大胆に単純化すると，既存の主病態を契機（**表7-1**参照）として，なぜか肺胞隔壁内で血管内皮細胞が障害され，堤防が決壊するごとく水が血管内から周囲間質や肺胞腔へ漏れ出て洪水のようになった状態に

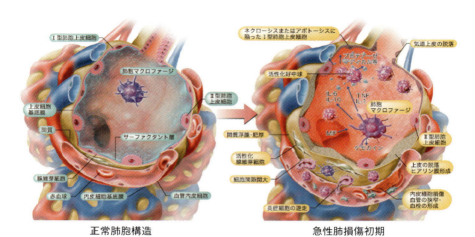

図 7-1｜正常肺胞構造と急性肺損傷初期
（日本集中治療医学会，日本呼吸療法医学会，日本呼吸器学会 3 学会・2 委員会合同．ARDS 診療ガイドライン 2016．より許可を得て転載．＜Available from：http://www.jsicm.org/ARDSGL/ARDSGL2016.pdf＞）

なり（滲出期）（**図 7-1**），これを不器用なかたちでも何とか修復しようともがく結果として，残骸が集積したり仮設堤防ができたりして，何やら混沌とした状態が肺胞隔壁から肺胞腔内で生ずる状態（器質化期，線維化期），と解釈できるかもしれません．いずれにしても，ポータブル写真では，上記の病態を反映してさまざまな程度のさまざまな陰影が観察されます．

　実際の症例では，経過中に酸素化が悪くなり，写真を撮ってみると，もとの病変に加わるかたちで，さらに影が広がるか，もとは何もなくても（あるいは，せいぜい無気肺であったところに）両側性のさまざまな濃度の，しばしば不均一な影が出現してくるようになるのが ARDS のパターンです（もちろん，この時いろいろ鑑別は挙がり得ますが）．

ARDS における胸部ポータブルの役割

　ここで本題である ARDS における胸部写真の役割について考えてみましょう．

　最終的には CT で！　なんてこともあるでしょうが，ICU に入室している

重症患者さんをCTへ搬送するのにも一苦労ですし，移動に伴うリスクもあります。胸部写真で押さえるべきポイントを掴んで，必要な時に適切にCTを行えるようにしましょう。

おさらいですが，ARDSの診断基準に両側性浸潤影というものがあります。しかし，陰影分布は必ずしもびまん性でなく，左右肺野で非対称なことや，上下肺野で陰影の程度に差があることもあります。ですので，胸部写真でARDSに特異的な所見を述べる，ということはいささか困難です。診断基準に画像所見が含まれているとはいえ，ARDSは臨床的概念ですから，あくまでも，臨床所見と併せて考える必要があります。

胸部単純写真で重要なことは，**臨床的に常に鑑別となり得る，心原性および静水圧性肺水腫の鑑別にあります**。また，重症患者さんに，例えば人工呼吸器やその他治療に伴う合併症（後述します）が出てきていないかどうか，を発見することも大きな目的となります。

症例

図7-2A〜Dは70歳代，男性。意識障害で救急搬送された患者さんの胸部ポータブル写真です。入院時（**図7-2A**）の胸部単純撮影は両肺に特に異常はありません。各種検査で尿路感染症の診断で加療が開始されました。尿培養・血液培養で*E.Coli*（大腸菌）が検出されています。右内頸静脈からCVカテーテルが留置されていましたが（**図7-2B**：3日目），意識状態，バイタルサインの改善傾向があり，4日目朝から経口摂取を開始したところ，少々のムセがありました。4日目夜から酸素化不良があり，胸部ポータブル撮影を施行したところ，右上中肺野にすりガラス陰影〜浸潤影が出現し（**図7-2C**），翌5日目（**図7-2D**）ではその陰影が増悪しています。呼吸状態も悪化しており，酸素マスク8L/min投与で，SpO_2 93%程度でした。

もともと存在した尿路感染症による敗血症（間接要因）に加えて，誤嚥（直接要因）によるARDSと診断され，加療が行われました。

ほとんどの場合，その低い酸素化能から気管挿管されていて，酸素化係数もARDSの基準を満たすような値になっている可能性が高いです（PaO_2/FiO_2 ≤ 300 with PEEP/CPAP > 5 cmH₂O）。診断基準にはいまだに胸部画像における両側性の浸潤影が含まれていますが，酸素化能がARDSの基準を満たす値であれば，胸部画像所見は軽微であってもいいと思われます。例えば，敗血症の場合は，呼吸不全発症前にある程度の輸液負荷が行われている場合も多く，

ARDS

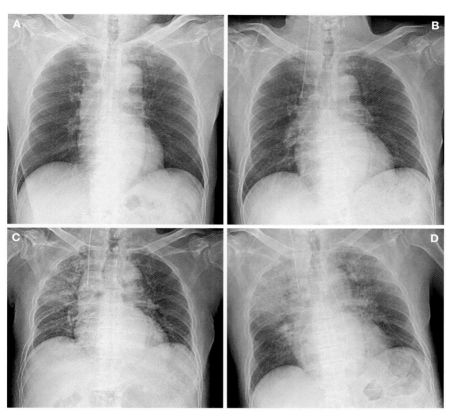

図 7-2｜症例①
A〜D：胸部ポータブル写真　経時的に右上中肺野のすりガラス陰影〜浸潤影の増悪を認め，淡い両側性の影へと進展している。

心不全患者や輸液負荷による肺うっ血状態ではないことを確認しなくてはいけません。

酸素化能の悪化を起こす原因について代表的なものを考えてみましょう。

つまりは ARDS 経過中に胸部写真でぜひとも指摘したい病態です．①気道内分泌物が多かったりして大きな**無気肺**を生じる症例や，②**肺塞栓症**，あるいは③**心原性（容量負荷性）肺水腫**でも，入院中に急激な酸素化能の悪化が見られることがあります．

表7-3 | ARDSとの鑑別が問題となるポータブル写真上両側性浸潤影をきたし得る病態

- 心原性肺水腫
- 間質性肺炎急性増悪
- 肺炎
- 薬剤性肺障害
- 特発性器質化肺炎
- 急性間質性肺炎

- びまん性肺胞出血
- 粟粒結核
- 癌性リンパ管症
- 過敏性肺炎
- 急性好酸球性肺炎

　急激な酸素化能の低下とともに両側性に陰影が観察される病態は多岐にわたり（**表7-3**），実際にはCTを撮像しても写真だけからの鑑別は専門家でも容易とはいえません。臨床経過と併せた画像評価が必要となりますが，それでも鑑別しきれないことも実際には多いものです。

　このうち，2症例を提示します。2枚の胸部ポータブルを提示します。**図7-3A**の症例は70歳代，女性。関節リウマチに対してステロイド加療中。急速に進行する呼吸不全で救急搬送されています。気管内チューブ，CVカテーテル，胃管が挿入されています。両側の浸潤影あり，心不全や肺炎が鑑別に挙がりましたが，最終的にはPCP（*Pneumocystis pneumonia*：ニューモシスチス肺炎）でした。**図7-3B**の症例は1週間前より発熱と労作時呼吸困難，呼吸困難増悪で救急搬送されています。両側，左優位のすりガラス影があります。気管支肺胞洗浄で肺胞出血の診断に至りましたが，原因ははっきりしませんでした。

　いずれも酸素化能をはじめとする定義を満たせば，臨床上はARDSと診断されますが，主病態の診断は容易ではありません。

ARDSの経過

　さて，疾患の理解には画像経過を理解・把握することも重要です。

　ARDSの経過観察の際には，以下のような所見・経過がみられ得ます。こうした経時変化とともに，**挿入留置されているカテーテル・チューブ類の位置は，毎回，必ず，すべて，評価しましょう**（2日目参照）。

1 増悪

　陰影が増悪する理由としては，**ARDSの悪化，感染の合併，胸水・無気肺の増加**が挙げられます。増悪のかたちとして，線維化期へ移行した結果，網状

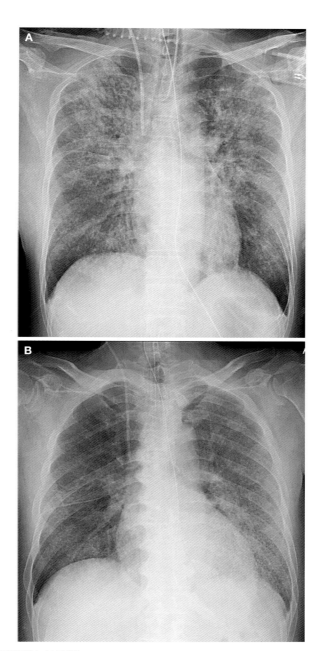

図 7-3 | 鑑別の難しい症例
A, B：胸部ポータブル写真 （A）ニューモシスチス肺炎，（B）肺胞出血（原因の同定に至らず）。いずれも臨床上酸素化能低下など，定義を満たせば ARDS と診断されることになる。

陰影の出現や線維化によって生じる陰影内部を走る気管支透亮像の拡張（気管支拡張様変化）が認められることもあります（**図 7-4**）。

また，人工呼吸器関連の合併症として，縦隔気腫や皮下気腫，気胸などがみられることもあります（**図 7-5**）。

図 7-5A は 30 代女性，薬物中毒による急性肝不全疑い。その後，脳浮腫や肺炎を発症し，ARDS の状態に。縦隔気腫を併発し，死亡。**図 7-5B** は S 状結腸癌穿孔に対し緊急手術。術後に敗血症と ARDS を発症し，気管切開を行い管理中に徐々に呼吸不全と縦隔気腫が増悪し死亡。

いわゆる barotrauma（圧外傷：気胸，縦隔気腫，皮下気腫）の出現は ARDS の初期では高い PEEP が関与し，後期では病期の進行に伴う囊胞性病変や線維増殖性病変が関与することが報告されています。

2 軽快

含気改善とともに陰影が消退していきますが，臨床的には酸素化能が改善していてもなかなか陰影が消えきらないことは多いです。漏れ出た水はもともとタンパクを多く含み，水力学的肺水腫の時のように簡単には水が引きにくく，また，瘢痕性の器質化巣や含気が戻りきらない領域が残ってしまうようです。

3 不変

何日間か陰影が固定化してみえることも多いです。臨床的には増悪してみえる場合と不変な場合，または軽快している場合もあり得るようです。しかし，この時でもよく見てみると，胸水の動きや皮下軟部組織の厚さの変化，無気肺の出現・消退が観察されることも多いです。安易に「前回変わりなし」と評価せず，臨床像と合わせきちんと観察しましょう（**図 7-6**）。

臨床的には診察所見や血液データが改善してきているのに，なかなか画像所見がよくならない（追いついてこない）という経験が皆さんあるかもしれません。

ICU の重症患者さんで毎日撮影されるポータブル写真，パッと見で「昨日と大きく変わりなし」としたくなる気持ちは大いにわかります。しかし，どうせ何も変わりないだろう，という気持ちで読影してしまうと，「変わりなし」の気持ちにしかなっていないので細かな変化を見逃してしまう可能性があります。体内に挿入されているチューブはもちろんのこと，肺野の細かな所見の変化にも注意を払いましょう（変化がない，というのも重要な所見です）。

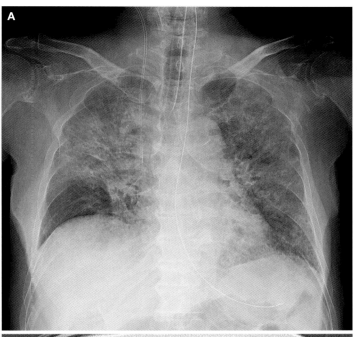

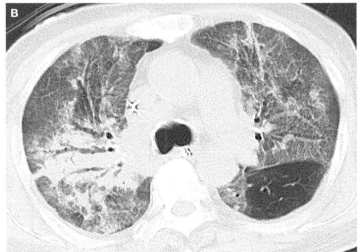

図 7-4 | 線維化期に移行し気管支拡張様変化に至っている症例
A：胸部ポータブル写真，B：CT　両側肺にみられる浸潤影の内部には気管支透亮像が目立って認められるが（A，B），CT では拡張気管支は連珠状の拡張を呈している（traction bronchiectasis：牽引性気管支拡張様変化）（B）。

図7-6 ではいかがでしょうか。図7-6A の翌日の胸部写真が図7-6B です。一見して「著変なし」としたくなるような写真ですが，左傍椎体領域や横隔膜陰影がはっきりしてきており，左肺下葉の含気が改善してきていることがわかりますね。

ここまで，簡単ですが ARDS について解説してきました。繰り返しになりますが，**ARDS において胸部単純写真で重要なことは，臨床的に常に鑑別となり得る，心原性および静水圧性肺水腫の鑑別にあります。**

ただし，ダイナミックな変化は単純写真でも捉えることができると思います。

ARDS を臨床的に疑った場合は画像所見に加えて，ARDS の診断基準，他のモダリティによる検査（心エコーや必要に応じて CT）を行い，総合的に判断することが必要です。

そのなかで，最も簡便に行えるのは胸部単純写真ですから経過のフォローや合併症が出てきていないか，そういった所見に気をつけながら読影をしてみてください。

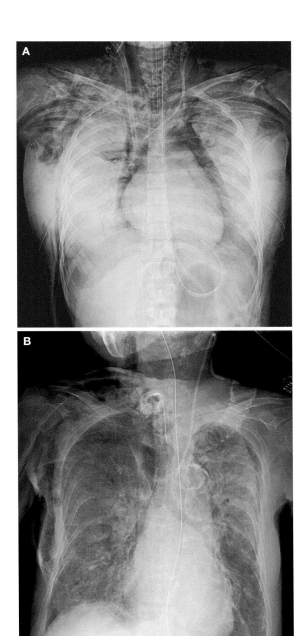

図 7-5 | 縦隔気腫に至っている，管理が難しくなっている ARDS の画像
A，B：胸部ポータブル写真　人工呼吸器関連の合併症として縦隔気腫や皮下気腫，気胸がみられることがある。

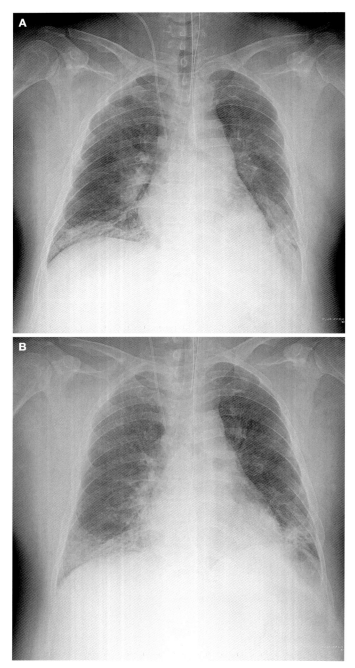

図 7-6 | 一見して前回と変わりがないように見えるが，左下葉の含気が改善している症例
A，B：胸部ポータブル写真　A → B（翌日）では左下葉の含気が改善している。

Q この4症例のなかで今後，ARDSを起こしうるのはどれだろう？

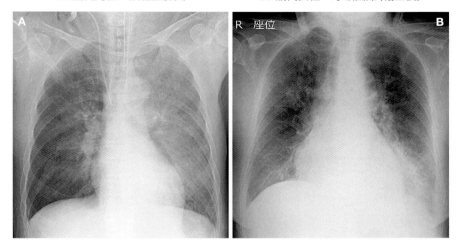

80歳代男性　誤嚥性肺炎

50歳代女性　呼吸困難（輸血後）

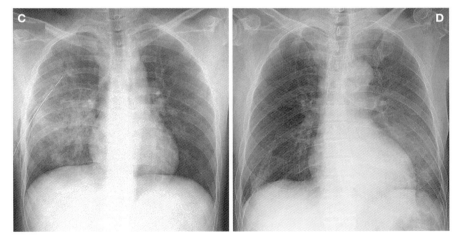

20歳代男性　肺挫傷（交通外傷）

50歳代男性　急性膵炎

解答・解説

 A〜D すべての症例で ARDS を起こす可能性があります（表 7-2 参照）。

 どの施設，どの科で勤務しているとか関係なく ARDS に遭遇する可能性がある，と認識しておいたほうがいいですね。

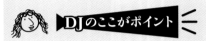

ARDS のポータブル写真読影のポイント

- ARDS は肺で起きる「大洪水」。
- 臨床的に常に鑑別となる心原性および静水圧性肺水腫の所見がないかチェックしよう。
- ARDS に加えて，酸素化を悪化させる要因（無気肺や肺血栓塞栓症など）の所見が出現していないかチェックしよう。
- 気管挿管をはじめ，複数のチューブ・カテーテルが留置されていることが多く，その位置・効果は必ずチェックしよう（2 日目の復習）。

補講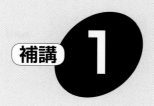

外傷ポータブル

"Anything one man can image, other men can make real." (Jules Verne, 1828-1905)

はじめに

外傷初期診療における胸部ポータブル写真の使い方

1. 明らかな気胸がないか？ ● 2. 明らかな血胸がないか？ ● 3. 肺挫傷（裂傷）があるか？ ● 4. 大動脈損傷の可能性は？ ● 5. 鎖骨・肋骨・肩甲骨骨折 ● 6. 経過観察の仕方

症例

患者は20歳代，男性。30分前に受傷した交通外傷の患者で，胸部ポータブル写真がこちら。患者の血行動態は不安定で，モリソン窩，直腸膀胱窩でFAST陽性。

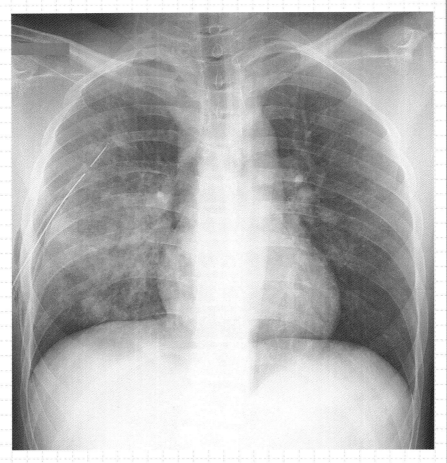

Q とある朝。あなた（放射線科医）はERで救急医に画像所見についてのアドバイスが欲しいと呼び止められた。放射線科医であるあなたはどのような答えをしますか？

これまで，そして本日の外傷で学ぶすべての知識をフル稼働して救急医へアドバイスできる，それが本日の補講①の目標です。　　　　　　　　　　　➡解答・解説はp.230。

はじめに

『人が想像できることは，人が必ず実現できる』

19世紀のフランスの小説家，SFの父とよばれるジュール・ヴェルヌの言葉です。

皆さんが今は胸部ポータブルをまだまだ読めないなと思っていても『読めている自分』を想像できたとき，そこに到達するためには何が必要なのか具体的になり，きっと目標を達成できるでしょう（きっと，われわれの世界で目標を完全に達成することは難しいのでしょうけどね．一生勉強です）．

この本を読んでくださっている皆さん，今までの自分の読影との違い（見ていたものから，理解する）を実感してくださっていますか．

外傷で撮影されるポータブルと，入院や外来で撮影されるポータブル，どういった違いがあるでしょうか．もちろん基本は一緒ですが，外傷の場合はその場，その場でスピーディーな判断を求められることがあるでしょう．即座に所見を発見して，治療に結びつけていかなくてはいけない，そういうケースがあるでしょう．

普段からの鍛錬なく，いきなり救急診療においてのスピーディーな読影ができるでしょうか？　答えは『NO』ですね．救急という場で読影力を生かすには，日々の定時の読影をしっかり行うことです．そうした日々の積み重ねが救急というスピード感を要求される場において生きてくるし，実力が発揮できるのでしょう．

救急の現場は，今まで皆さんが培ってきた知識，経験をいかんなく発揮する場です．今日学んでいく外傷の話のなかにも，これまで学んできたたくさんのエッセンスが集約されています．

『Prrrrrrrrrrrrrrrrrrrrrrrrrrrrrrrrrrrrrrrrrrrrr ～（ホットラインの鳴る音）』

さあ，皆さんのこれまで学んだ知識を必要としている患者さんがやってきますよ！

自信をもっていきましょう！

外傷初期診療における胸部ポータブル写真の使い方

救急隊｜こちらは川崎救急隊です！　高リスク受傷機転，Load & Go 症例の収容依頼です。20 歳代，男性，自動車運転中の単独外傷，正面から電信柱に激突，現在救出作業中です。バイタルなどはまだとれていません。

収容 OK です。詳細はセカンドコールで構いませんので。｜救命センター

救急隊｜了解しました，向かいます。

　こんなやり取りが，救命センターでは日々行われています。
　さあ，皆さんは救命センターに勤務する後期研修医 Q です。最近仕事にも少し慣れてきました。外傷の患者さんが搬送されてくると聞いて気合いが入っています。
　と，ここで，向こうから DJ がやって来ました。

やあ！　これから外傷の患者さんが来るみたいだけれど，君のなかで外傷診療におけるポータブルの位置づけはどんな感じ？

そうですね，外傷で慌ただしいなかで，パッと撮影してササっと見て，大きなものはとりあえずなさそうだから・・・・CT へ早く行くぞ，みたいな感じです。

なるほど，あんまり，重要視はされていないようだね。

情報量も CT に劣りますし，なるべく早くみんな CT へ行きたいと思っています。

それは危険だね。そりゃ，確かにポータブル写真は CT よりも情報量が劣るのは事実だけど，たくさんの有用なことを教えてくれるよ。ただ君たちがそれを読もうとしていないだけかもしれない。

確かに，CT で所見を確認した後にポータブルを見直したら，最初の時点で所見があるじゃないか・・・ってことが時々あります。今考えると，運良く一大事にはなっていないだけかもしれません。

そうだよね。ポータブルが「こんなに重大な損傷がある。CTの前に策を講じなきゃだめ」って教えてくれているのにそれをスルーしてCTへ向かったら，それこそCTは死のトンネルになってしまう。

本当にそうですよね。初療でのポータブルを読めていなくてCT室で状態悪化，なんて事態は避けなくてはいけませんよね。

それから，今から搬送されてくる患者さんはどんな損傷があるかもしれないって君は考えているの？

え，‥‥正直あんまりそういう予測はしていませんでした。

まあ，結局画像検索するのだし，予測なんて必要ないよ，って考えもあるかもしれない。でも，こんな損傷があるかもしれないという目で診察に当たるのと，全然違うと思うのだよね，僕は。逆に受傷機転からこういう損傷が考えられるけど，うーんなんか実際と違うなあ，ほんとに受傷機転は合っているのかな，とかいう思考には前もった予測がないと絶対になれない。

確かに予測がないとそういったことには気づかないかもしれませんね。

OK！　では今日は外傷におけるポータブルの位置づけや解釈の仕方，生かし方を学んでいこう。外傷診療において重要なポイントがたくさんあるよ。と，その前に今から搬送されてくる患者さんをまずしっかり診療しよう。

　ポータブルの話に入る前に，受傷機転から臓器損傷を推測する，ということを少しだけ学んでいきましょう。
　これから搬送されてくる患者さんは「20歳代，男性，自動車運転中の単独外傷，正面から電信柱に激突」という受傷機転です。国産車であれば運転席は右前です。
　出していたスピードによっても身体へのダメージは当然異なるでしょうが，ここではシートベルト損傷について考えてみます。国産車，右前が運転席であ

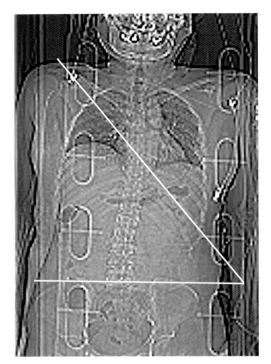

図1│シートベルトの走行
CTスカウト像 シートベルト損傷が疑われる場合は，その走行に沿った損傷がないか，まず考えることが重要です。

れば，シートベルトはこのような走行になると予想されます（**図1**）。助手席の場合は逆になります。

　シートベルト損傷はこのラインに重なる部分に存在する臓器におもに起こり得る可能性があります。つまり，このラインに損傷がある可能性があるな，という気持ちで診療に望めます。例えば，シートベルトによる左鎖骨骨折は可能性としてかなり低いのです。シートベルトの付け方や体位によっても異なるとは思いますが，私がここで強調したいのは**受傷機転**から**臓器損傷を想像する**ことの大切さです。くどいですが，こういう受傷機転であったらこういう損傷が予想される→（ああ，やっぱりここに損傷があった），もしくは（精査で判明した）こういう臓器損傷は聞いている受傷機転とは少し矛盾がある，なんてことが考えられるかもしれません。画像診断でいえば，さらーっと流してしまいそうな部位でもこういう受傷機転で，こういった症状があるから，こういう損傷

外傷ポータブル

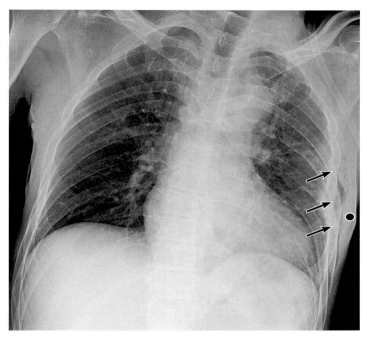

図2｜気胸がないか予測する（転落外傷）
胸部ポータブル写真　一見して，気胸を示唆する所見が見られなくても，皮下気腫（→）や胸壁の腫脹（●）など随伴所見から，気胸の有無について推測することが大切です。

があるはずだ！　という目で見ていけば，微細な所見も逃すことなく拾えるかもしれません。大げさではなく，捏造するぐらいの勢いで読影しましょう。
　それでは，画像診断の各論に入っていきましょう。

1　明らかな気胸がないか？

　まずは，6日目で学んだ気胸について話を進めましょう。気胸は重症度がそれほど高くなくとも緊急度が高い場合があります。早期に気胸のサインを拾い上げるようにしましょう。
　庭木剪定中に脚立から左を下にして転落した患者さんのポータブルです（**図2**）。気胸を示すようなサインはあるでしょうか。
　左側胸部に皮下気腫を認めます（→）。よく見ると，左側胸部の皮下軟部組織の厚さが右よりも左で厚くて，受傷に伴って腫脹していることが考えられます（●）。撮像範囲に，ほかに気胸を示すサイン（6日目およびこの後詳しく）

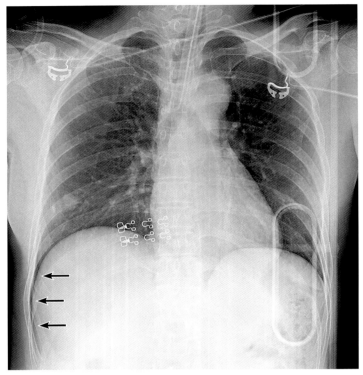

図3 | deep sulcus sign
胸部ポータブル写真 右肋骨横隔膜角は急峻に深くなっており，deep sulcus sign と考えられる（→）。

はなさそうです。また，はっきり分かる肋骨骨折は認めません。

　皮下気腫があるということは，体表側からか，もしくは胸腔側からか皮下に空気が入ってきた，ということです。体表側をみて，打撲痕があっても皮膚の挫滅や損傷がなければ，胸腔側から漏れ出てきた可能性が高くなります。つまり，気胸があるのではないかと考えられます。

　皮下気腫を認めた場合には，胸部写真ではっきりわからなくても受傷機転と併せて考え，「肋骨骨折や気胸があるのではないか？　いや，あるはずだ！」という考えでCTの読影や診療に臨めば，見落としが減るはずですし，気胸があった場合に「うわ，気胸があった」なのか，「やっぱり気胸があった」では診療の質が全く違うと私は思います。

　さて，皆さんはこの患者さんに，この時点で胸腔ドレナージを行いますか？

外傷ポータブル

「もちろん！」という方もいれば「入れる必要はない！」という方もいらっしゃるでしょう。ここで答えを出す必要はありません。挿管して陽圧換気をするとしたらまた話も変わってくるでしょう。

この章でも，自分だったらどうするかをイメージしながら読み進めてください。

気胸のサイン

まずは，6日目の復習にもなりますが，気胸の際に出現するサインを見ていきましょう。

図3では，右肋骨横隔膜角がぐっと深くなっています（→）。deep sulcus sign です。胸部ポータブル写真を見て，ん？　と思った方がいるかもしれません。そうです，気胸を示すサインがあるのに，挿管のみで胸腔ドレナージされていません。しかも挿管チューブが深めで先端が右主気管支に入りかけています。陽圧換気をしている状態でしょうから，一大事です。そのまま陽圧換気を続けると，もっと気胸が増悪して，縦隔が偏位して，皮下気腫が出てきて・・・，生命を脅かす要因を増大させてしまいます。このようなことは避けなくてはいけません。速やかに所見を把握し，胸腔ドレナージが必要です。仮にこの写真が読めていなくて，重篤な状態となってしまったら，それは防ぎ得た事態と捉えなくてはいけません。

CT のスカウト像も重要です！　チェックする習慣をつけよう

皆さんは患者さんを CT 室へ搬送して，一息ついていませんか？　CT のスカウト像だって重要な情報をくれます。画像を見てみましょう。外傷で搬送された患者さんです。初療室での胸部ポータブル写真（**図4A**）では気胸・大量血胸・広範な肺挫傷はない，また他の所見からも CT へ行けるだろうとの判断でCT へ向かいました。患者さんを寝かせて・・・，スカウト像（**図4B**）をちらっと見たう！　ぎょっとしませんか？　この本を読んでいる皆さんには，ぜひしてもらいたいです！　deep sulcus sign（→）が見えます。もし，呼吸状態が悪化していたら，SpO_2 が低下していたら，ショックになっていたら，大急ぎで胸腔ドレナージです！　スカウト像でそれを発見できたら，その時点で処置や器具の準備ができます。CT を撮像して見つけるよりも数十秒早いでしょう。たかが数十秒，されど数十秒です。その時間が生死を分けることもあるかもしれません（大げさだと思いますか？）。

ほかにもここでは述べませんが，肺挫傷（後ほど肺挫傷の項で示します）や

補講①

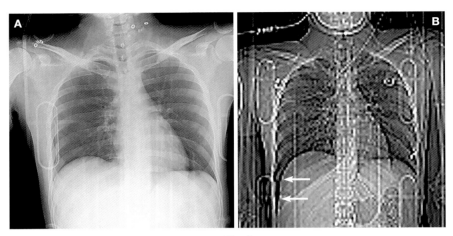

図4│「CTに行ったら deep sulcus sign が!」
A：胸部ポータブル写真，B：CTスカウト像　初療室でははっきりしなくても（A），時間経過とともに所見がはっきりしてくる場合があります（B）。

　胸腔内の液体貯留の経時変化だってスカウト像で見えます。CT室へ来たら，一息の気持ちを抑えて，技師さんの脇からスカウト像も見るようにしましょう。外傷以外でも，です。スカウト像を見たら想定と違うものが映って，造影の方法をそこで変える，追加する，ということだって可能なのです。

　　　　　　　　　　　　　　　…

　気胸のサインを続けます。
　図5も外傷症例です。basilar hyperlucency（▶：横隔膜近傍の異常透亮像，肺底部の透過性亢進）や visceral pleural line（→：普段は壁側胸膜と臓側胸膜は，ほぼくっついているのに，胸腔内の空気貯留で臓側胸膜が見えるようになる）が見られます。6日目でも学んだ通り，<u>臥位での撮影で visceral pleural line が見えた場合には，すでに広範な気胸の状態であるということを認識しなくてはなりません</u>。そうは言っても，この画像では縦隔の偏位もないし大した気胸ではないのではないか？　と考えるかもしれませんが，どうでしょう。実はこの患者さんは両側性の気胸です。左右ともに相応の気胸があった場合に縦隔は偏位するでしょうか？　左右から同じぐらい押されたら縦隔の偏位は見られなくてもおかしくないと思いませんか？
　立位での撮影と同じ解釈ではだめなのです。ちなみに，この症例も気管挿管されている（陽圧がかかっている）のにドレナージがまだ行われていません。画像所見を速やかに解釈してドレナージにつなげなくてはいけません。

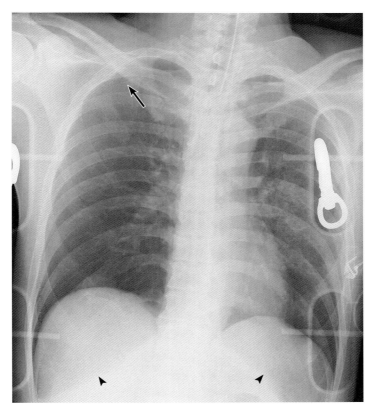

図 5｜気胸のサイン
胸部ポータブル写真　右上肺野では visceral pleural line（→），両下肺野では basilar hyperlucency（▶）がみられ，右優位の両側気胸が疑われる所見です。

ドレーンの位置異常

　　ドレーン位置異常について考えます（2 日目の復習です）
　　図 6A 〜 D は胸腔ドレナージ施行後の胸部単純写真，CT です。
　　2 日目の復習です。重要なところなのでもう一度確認しましょう。
　　胸部単純写真のチューブの走行を見てみましょう。仮にどちらも，自分で挿入したとして，単純写真どうでした？　と聞かれたらなんて答えますか。両方とも「もちろん，OK です！」ですか？
　　図 6A ではチューブが肺実質の外側を胸壁に沿うように，滑らかに走行しており，CT（**図 6B**）でも同様に確認できます。
　　しかし，**図 6C** ではチューブが肺を斜めに横切っているように走っています。

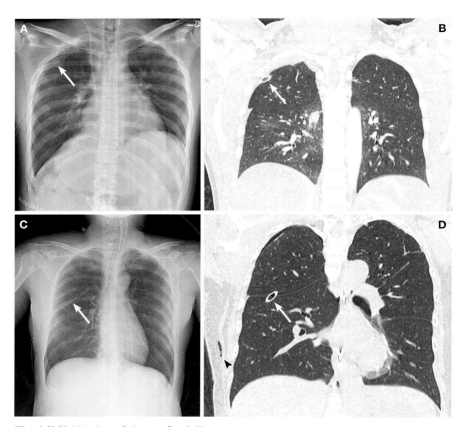

図6｜胸腔ドレナージチューブの走行
A，C：胸部ポータブル写真，B，D：CT（冠状断像）　Aではドレナージチューブは胸壁に沿うように滑らかな走行をしているが，Cではドレナージチューブは肺門に向かって走行しており，CTで葉間に入っていること，皮下気腫があること（▶）が確認できる（D）。皮下気腫が増悪してこないか，注意が必要である。

　CTでは葉間にチューブがあることが確認できます。これでは有効なドレナージが期待できないかもしれません。状態に応じて位置変更も検討しましょう。少量の皮下気腫もあります（▶）。挿入時の影響かもしれませんが，ドレナージ不良の結果として拡大してこないか注意が必要です。
　それから，**人工呼吸器管理下（陽圧管理下）ではドレーンの位置には神経を尖らせましょう**。仮に葉間にチューブ先端が入っていたらドレナージが効かずに気胸が増悪する可能性があります。その際にヒントとなるのが**皮下気腫の増悪**です。それを次に示します。

外傷ポータブル

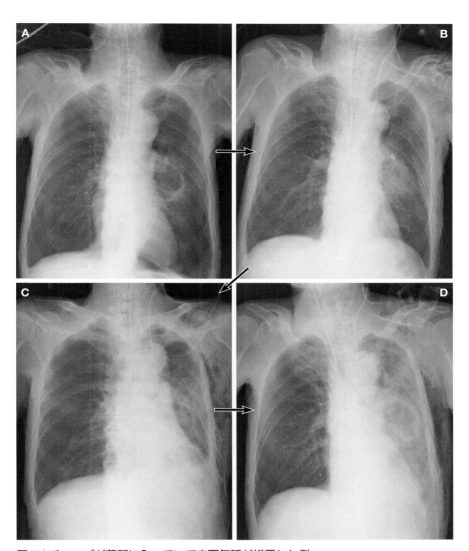

図7｜チューブが葉間に入っていて皮下気腫が増悪した例
A〜D：胸部ポータブル写真　ドレナージチューブが留置されているが，A→Dに進むにつれ，皮下気腫は増悪し，左肺野の透過性が低下している。ドレナージ不良を考えなくてはならない。

　　チューブ位置が悪く，皮下気腫が増悪した例を提示します。左気胸に対して胸腔ドレナージが施行されていますが，チューブが葉間に入っているため，有効なドレナージができていません。**図7A→D**にかけて経時的に側胸部の皮下気腫は増悪し，左肺野の所見も悪化しています。

この患者さんのように，繰り返しになりますが，**人工呼吸器に依存している状態（陽圧呼吸管理下）では**ドレナージチューブの位置に注意しなければなりません。ドレナージしているのに気胸が改善しないことや皮下気腫の増悪は，チューブ位置がおかしいことを教えてくれるサインです。経時変化を正確に捉えて，この症例のように皮下気腫が増悪する前に位置修正を行うことが必要です。例えば，頸部まで皮下気腫が進展した場合，それにより気道閉塞，窒息を起こすこともあり得ます。そういった事態を胸部ポータブル写真の所見から適切に解釈し，処置を行うことで回避していかなくてはいけません。

2 明らかな血胸がないか？

ここでは，血胸について見ていきます。

血胸に関しては，肺底領域の所見に注目して，その存在を見つけに行きます。胸水の成り立ちと類似する部分もありますので，**3日目**も参考にしてください。**3日目**から少し間が空いているので，もし忘れていたらもう一度**3日目**を読んでみてくださいね。

外傷に伴う血胸に関しては，<u>経時変化を意識すること</u>が非常に重要です。具体的には，撮られた胸部ポータブル写真が受傷の何分後なのか，前回の胸部ポータブル写真から何分後のフォローで所見が変わらないのか，増悪しているのか，増悪しているのであればどれくらい，という時間軸を重視しましょう。つまり，**前回の胸部ポータブル写真から30分でこんなに液体貯留が増えている**とか，経時的に見てきて，**受傷後6時間だけれど，あんまり液体貯留は変わ**らないな，といった意識をもつことが重要です。

ただし，血胸の解釈も何となく白いとかではなくて，この所見がこうだからこれぐらい溜まっているな，といった根拠をもてるようにしましょう。

3日目と重なる部分が多々ありますが，外傷診療において重要な点ですので，繰り返し考えていきましょう。

実際の症例を見ていきましょう

図8の画像所見はいかがでしょうか。転落外傷の患者さんです。この写真は後ほど何度か出てきますが，ここでは**胸腔内の液体貯留**に着目します。この患者さんは当院に定期通院されており，1週間前の単純写真（立位）では胸腔内の液体貯留を疑う所見は認めませんでした。最近の体調も変わりなかったようです。この写真が仮に**受傷後約30分**でとられた胸部ポータブル写真だとすると，みなさんはどうお感じになりますか？ 左に血胸を疑う液体貯留がありそうだ

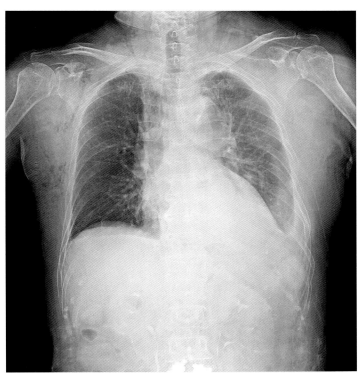

図 8 | 転落外傷患者の胸部ポータブル写真（初療）
　胸部ポータブル写真　「どういった所見があり，今後どのようなことが起こり得るので，どういう準備をしよう」。そういう思考を持てていますか？

ということはわかりますか？　それで，液体貯留はあるとして，その評価はどうでしょう？　つまり，「**30 分でこの血胸なのですね‥‥外傷なのだしまあ，あり得るでしょうね，バイタルも大丈夫そうだし，CT をオーダーして，技師さんに連絡して‥‥（以上！）**」と考えるのか，「**受傷後 30 分でこの画像？　すごく短時間で相当な出血量になっているじゃないか。一応バイタルは安定しているけれど，これは緊急性が非常に高いぞ !!!　場合によっては早急に開胸術や出血コントロールのため IABO や TAE が必要かもしれない。そのためにもシースは今のうちに入れておこう。輸血もオーダーだ！**」と考えを巡らせるのか，ということです。胸部ポータブル写真の読み方，捉え方でこのぐらいの思考の差がでてきます。今，2 つのシナリオを提示してみましたが，どちらの解釈が正しいのでしょうか。「私ならバイタルも安定しているのなら，普通に CT 行くけど。後者はちょっとオーバーじゃない？」と考える方もいらっしゃ

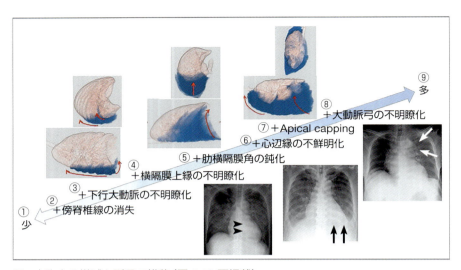

図 9 胸水の増減と所見の推移（図 3-23 再掲載）
正常で見えるべき構造がしっかりと認識でき，胸腔内にほとんど液体貯留はないといえます。

るでしょうし，「これはもう大量の血胸だから CT なんてゆっくり行っている暇なんてない！」と考える方もいらっしゃるでしょう。ここでは，そのあたりの画像所見や解釈について皆さんと深めていきたいと思います。

　まず，3 日目の胸水の成り立ちの項で勉強した通り，胸腔内の液体貯留に関しては肺底領域に注目していましたね。**この経時変化の図はとても重要なので，理解すれば，必ず役立ちます（図 9）。**

　血液も水と同様に最初は肺底領域から溜まってきて，その量が増す（水位が上がる）ごとに **図 9** のような所見を呈してきます。血液は固まって血腫になってくると，CT では CT 値が上がって白くなってきます。しかし，時間が経ってもあまり白くならず，血管内と同じくらいの CT 値の液体が溜まっている場合には，出血が持続している場合があり，造影すると extravasation（造影剤の血管外漏出像）が見られる可能性がありますので，注意が必要です。

　血胸が大量な状態の胸部ポータブル写真はある意味，誰が見ても肺が真っ白で，これは重篤な状態かもしれない，とわかると思うのですが，**われわれの目標はもっと少量の状態で液体貯留を認知して，それ以上増えないような処置を講じたりすることや，経時的に撮影された胸部ポータブル写真を読影してそれが想定範囲なのか，想定以上に進行しているのか（つまりは治療の変更・追加**

を考慮しなくてはいけないのかを判断できるようになることです。要するに，少量の血胸があるかどうかをまずは見つけたいのです。もし胸部ポータブル写真でわかりにくくても，エコーを併用すれば発見できるかもしれません。

　液体量が少量の時点から認められる可能性がある所見は，左側では**傍脊椎線の外側偏位（評価が難しい）もしくは消失，肺底部傍脊椎領域の透過性低下**（200cc 程度），**下行大動脈辺縁の不明瞭化**（〜 300cc 程度）が重要です。臥位の場合，3 日目でも学んだ通り，<u>かなり大量の液体貯留がないと肋骨横隔膜角の鈍化は見られません</u>（400 〜 600cc 程度）。

　つまり，搬送後，一番初めの胸部ポータブル写真で肋骨横隔膜角の鈍化がみられることは多くないのです。もし，見られたら胸膜癒着やもともと溜まっていた胸水かもしれません（以前の胸部写真があればそれで比較できます）。

　しかし，外傷に伴う血胸であるならば，受傷から一番初めの胸部ポータブル写真までの間（**時間経過を調べ，意識しましょう**）でそれだけの量が溜まったことになります。それが仮に 30 分だったらきわめて緊急性が高いですね。30分で 400 〜 600mL の出血が起きたことが考えられます。ショック状態でもおかしくはないです。逆にショック状態でなければ，それにだまされて血胸を過小評価してしまうかもしれず，適切な処置を行わなければ，どこかで一気にバイタルが崩れる事態が起きかねません。逆に，血胸量をある程度しっかり予測できていれば，早期の輸血のオーダーや止血処置に備えたシースの留置などを考慮できます。

　Japan Prehospital Trauma Evaluation and Care（JPTEC）や Japan Advanced Trauma Evaluation and Care（JATEC）では PTD（preventable trauma death：防ぎ得た外傷死）を減らすことを目指していますが，**われわれは PTS（preventable trauma shock：防ぎ得た外傷性ショック）を減らすこと目指しています。もちろん，この理念は外傷のみにおいてではありませんが，そのためには適切な画像読影が必須であることは言うまでもありません。**

　また，私たちは，肋骨横隔膜角の鈍化をつい意識してしまいがちですが，その所見が出る前に，すでに数百 cc の出血があるわけで，肋骨横隔膜角の鈍化がないからといって油断はできないことを再認識しましょう。

　さて，primary survey の胸部ポータブル写真で，「大量血胸はありません」と読影していることがあると思いますが，大量血胸の定義とは何でしょうか。500cc でしょうか？　1000cc でしょうか？　同じ出血量でも年齢や体格・体重によって同じ量の出血に対しての身体の許容範囲は異なるでしょう。そう考

えたら500ccとか，1000ccとか，具体的な数値で決められることではありません。つまり，「大量血胸は具体的に何ccとか決められるものではなくて，その出血によりバイタルが不安定になっている状態」と考えるのがよいと思います。よって，人によっては300ccの血胸でも大量といえるでしょう。ただし，1000ccの血胸でバイタルが安定している人（考えにくいですが，仮にです）のことは大量血胸ではないのか？　といわれると，そういう解釈はしにくいですが（当然，大量血胸と考えると思います）。

　まとめると，**血胸量のみの解釈で具体的に何ccだから大量血胸じゃないよ，とは言いにくいということです。**

　一方で，右側では，液体貯留が少量の段階から出現する有用性の高い所見が実はありません。肺底部傍脊椎領域の透過性低下は比較的少量から見られ得ますが，これがきちんと認められる場合には，既に数百ccの液体貯留があると考えるべきです。左でも右でも，量が増してくると次に出現する所見は，**横隔膜上縁の不明瞭化**（300〜500cc前後）です。患側肺野の透過性低下（白くなる）という所見も大量血胸を示す所見として重要ですが，さまざまな要因で患側肺野の色合いの左右差は出てしまいますし，両側性である場合には認識しにくい所見でもあり，この所見に頼ることは危険です。

　ここまでは，液体貯留の所見を示しましたが，それ以上に「**液体貯留はなさそうである**」所見を認識できることも重要です。

　それが**図10**です。左であれば傍脊椎線と横隔膜内側縁，そして肺底部傍脊椎領域の透過性に，右であれば肺底部傍脊椎領域の透過性に注目します。左傍脊椎線がきちんと見えており，これに向かって横隔膜の内側縁が伸びていて，肺底域の傍脊椎領域の透過性が保たれているとき，**液体貯留はほとんどないか，あってもごく少量であるといえます。**

　このことが1枚目の胸部写真で言えることは外傷診療上，重要な情報です。

　その時点（外傷であれば受傷後●分）では，今のところ液体はほとんどないと解釈できます。

　また，血胸が加療に反応して減少してくれば，順次これらの所見が改善して，構造が見えてくるようになるということもわかりますね。

　さて，これは冒頭に示した胸部写真です（**図8**）。

　今までの解説をもとにして考えるといかがでしょうか。

　自宅内の階段から滑って転落しました。先行する意識消失はありません。

　左側胸部の痛みを訴えています。当院に高血圧，慢性心不全で定期通院中。

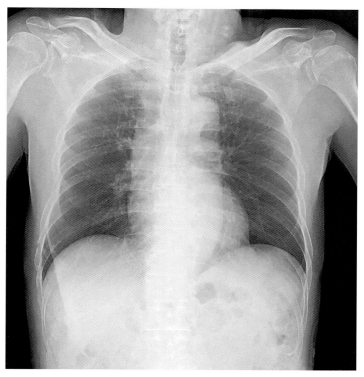

図10　ほとんど胸腔内に液体貯留のない胸部ポータブル写真
胸部ポータブル写真　正常で見えるべき構造がしっかりと認識でき，胸腔内にほとんど液体貯留はないといえます。

病態は安定していました。1週間前，当院で行った単純写真（立位）では胸腔内に液体貯留は見られませんでした・・・。

「まあ，大丈夫じゃない？」という方がいたら，反省します（われわれが・・・）。

「受傷後30分で，肺底部傍脊椎領域や下行大動脈辺縁，横隔膜上縁の不明瞭化，加えて肋骨横隔膜角も不明瞭になっている！！　短時間で500〜600ccは出血が溜まっている可能性がある！！　緊急性がかなり高いぞ！」と読んでいただけたらとっても嬉しいです。また，**図8**ではほかにもいろいろと気になる所見はあると思いますが，ここでは左血胸内の所見の解釈のみに留めます。

さて，次に胸腔ドレナージが行われている場合の血胸量の評価についてです。
例えば，胸部外傷の患者さんで血胸があり，胸腔ドレナージが行われている

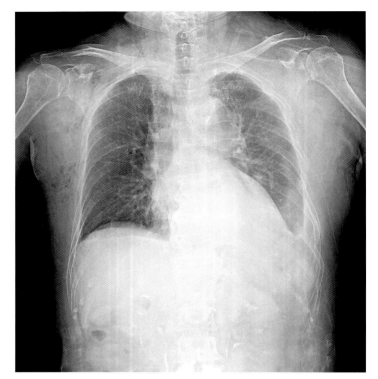

図 8（再掲載） 転落外傷患者の胸部ポータブル写真（初療）

胸部ポータブル写真（再掲載） これまでの知識から，左血胸はどの程度と考えられるでしょうか。

患者さんがいます。胸腔ドレナージ施行後の血液排液量による手術適応が外傷診療の本などで示されていますが，ご覧になったことがありますか？ 具体的には，①胸腔ドレナージ施行時 1000cc 以上の血液を吸引，②胸腔ドレナージ開始後 1 時間で 1500cc 以上の血液を吸引，③ 2 〜 4 時間で 200cc/ 時以上の出血の持続）と言われています。

　これに関して，大前提があると思います。それは，**胸腔ドレナージが適切に行われていること**です。当たり前じゃないか，なんて思いますよね。でも意外と当たり前ではないのです。「適切」にというのはチューブが胸腔に入っていればいいというものではなくて，その位置まで考えなくてはいけません。

…

　図 11 をご覧ください。
　右多発肋骨骨折，右血胸・気胸に対して胸腔ドレナージが行われています。

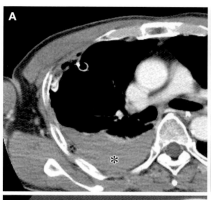
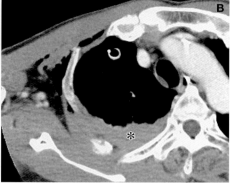

図 11 | 血胸の評価
CT　ドレナージチューブは葉間に入り（→），背側の血胸（＊）は有効にドレナージされていない状態と考えられます。

　実はチューブ先端は葉間に入っているのですが，その状態でこの血胸を適切にドレナージできている，と言えるでしょうか．血性排液も少ないし，大丈夫と言えますか？　この位置にあるチューブが背側の血胸をドレナージできるでしょうか．また，血餅によりチューブが閉塞していたら，適切な評価はできませんね．

　チューブ位置が適切でなければ誤った評価になってしまいますので気をつけましょう．その場合はチューブの追加や，位置の調整を行いましょう．

　また，**皮下気腫が増悪してくるようなら，気胸に対してもドレナージが効いていない**ということです．

3　肺挫傷（裂傷）があるか？

　外傷の胸部ポータブル写真では，肺野の濃度が上がっている領域がないかを確認しましょう．皆さんも経験あるかもしれませんが，肺挫傷の多くはCTで確認しなくてはわからない，もしくは胸部ポータブル写真でこのあたりが白い，かな？　という程度だと思います．しかし，提示した胸部ポータブル写真（**図**

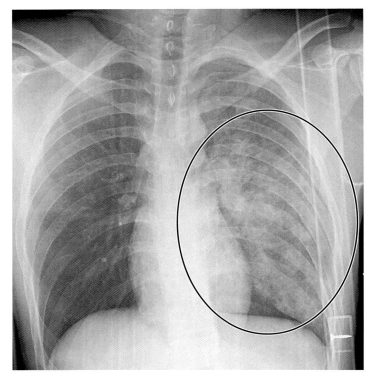

図12｜肺挫傷の評価
胸部ポータブル写真　左肺野には広範な濃度上昇を認め（〇印），肺挫傷が
疑われる。受傷時間や経時変化に注意が必要である。

12)のように，病院到着後，一番最初の胸部ポータブル写真でこれほどの白くなっているところが確認できた場合，それだけ血液を多く含んだ領域が存在するということになります。かなり緊急性が高いです。受傷時間から胸部ポータブル写真までの時間が短いのにすでにこの胸部ポータブル写真のような所見が得られた場合は，急速に肺損傷が進んでいるか，受傷による直接的な損傷が強大であることを示します。**少なくとも15〜30分おきに胸部ポータブル写真で状況をフォローする必要があります。ここでも重要なのは時間経過の意識です。**

　胸部ポータブル写真で指摘できるような肺挫傷を認めた際には，その動向に注意しなくてはいけません。**図13A**では，右中下肺野の縦隔側に肺挫傷を疑う高濃度陰影を認めます。しっかりこの本で勉強したあなたは30分後に胸部ポータブル写真をフォローしました（**図13B**）。そうしたら右中下肺野の陰影

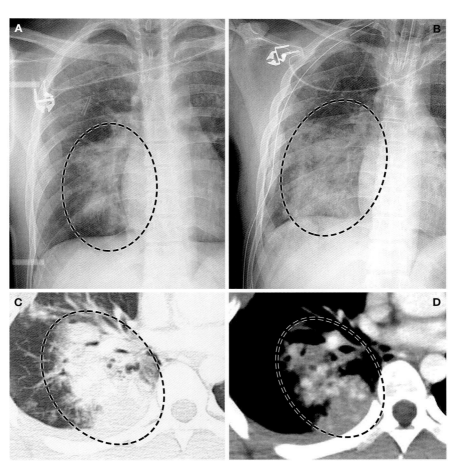

図13 『肺挫傷の経時変化』

A, B：胸部ポータブル写真, C, D：CT　胸部ポータブル写真では, 肺挫傷を疑う右中下肺野の濃度上昇が30分で拡大している (A→B)。CT (C, D) では, 同部位に造影剤の血管外漏出像が見られ, 非常に危険な状態である (EVIL)。

は拡大していました。そういった場合には**図13D**のように肺実質内に造影剤の血管外漏出が起きていたりする可能性があります。これは危険なサインです。このサインをわれわれは **EVIL (extravasation in the lung)** とよんでいます。仮に気管内に出血した場合, 圧迫効果のない気管という free なスペースに出血が広がります。想像してみてください。気管内を血液が充満し, 窒息と同じことが起こります。また, 左肺はダメージがなかったのに右からの血液の垂れ込みで無気肺になったり, 肺炎になったり・・・。左肺もダメになってしまい

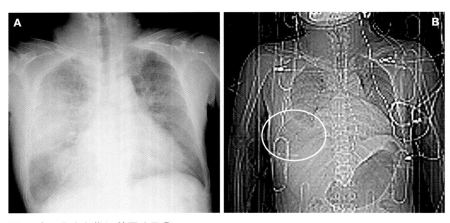

図14 │ スカウト像に着目する①
A：胸部ポータブル写真，B：CTスカウト像　初療室で撮影された胸部ポータブル写真（**A**）と比較して，CTスカウト像（**B**）では，右下肺野の濃度上昇があり，肺挫傷の拡大が考えられる。

ます。右肺だけに気をとられているとその間に左肺がやられ，命を失ってしまうなんてことが起こり得ます。そういうことにならないように，状況推移の把握のため，こまめな胸部ポータブル写真の撮影が必要で，所見により対処が変わってきます。このように肺挫傷が増悪してくる所見がみられた場合，患側肺をどう治療するかに加えて，健常肺をどう守るかという戦略を立てなくてはいけないかも，という思考をもつことが重要です。

スカウト像に着目しよう①

　図14は，オートバイの単独外傷で搬送された患者さんです。初療室での胸部写真（**図14A**）で右に濃厚な濃度上昇があり，「1番初めの胸部写真で，この像は気をつけなくてはいけない肺挫傷だとこの前読んだ松本先生の本に書いてあったぞ」と思ったあなた。15分後に胸部写真をしっかりフォローしました（写真掲載なし）。フォローでは変化なく，呼吸状態も変わらないからCTへ行こうと用意しました。ところがCT室が混んでいて，また出発準備にも手間取り・・・，フォローの単純写真からさらに20分後にCT室へ出発しました。途中SpO₂モニターを見てみるとさっきまで97〜99％だったのに，92〜93％を行ったり来たり。なんとなく患者さんも苦しそうです。CT台に患者さんを寝かせて，スカウト像がモニターに映ります。すると・・・，右下肺野の濃度が上昇しています（○**印**）！　この20分でこれほどに増悪していることがス

外傷ポータブル

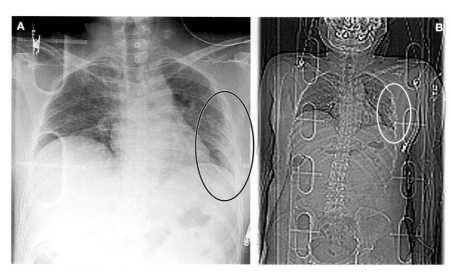

図15｜スカウト像に着目する②
A：胸部ポータブル写真，B：CTスカウト像　初療室で撮影されたポータブル写真（A）と比較して，スカウト像（B）では，特に悪化を示唆する所見なし。もちろん，CTもしっかり確認しましょう。

カウト像でもわかります。というか，スカウト像というちょっと粗い像でもわかるぐらい悪化しているということです。早急に画像所見を把握して必要な処置を講じなくてはいけない状況になっていることを認識しなくてはいけません。

スカウト像に着目しよう②

続いても胸部外傷の患者さんです（**図15**）。

1枚目の胸部写真（**図15A**）では左中下肺野胸膜下（○印）に肺挫傷を思わせる濃度上昇を認めました。そのほか，FASTや骨盤部写真では特に問題ありませんでした。肺挫傷の経時変化に注意しつつ，**図15A**から約20分後にCTへ向かいました（外来が混み合っていて，超緊急でなければそれぐらい待ってくれとCT室から言われたので）。間が20分空くとなると肺挫傷の経過が心配だが，呼吸状態やバイタルも変わりない，CT撮像時のスカウト像で代用しようという方針にあなたはしました。

スカウト像を注目する習慣ができ，技師さんの脇からスカウト像（**図15B**）をのぞき込みます。所見はいかがですか？

「スカウト像を見る限りでは肺挫傷を示す領域の拡大もなく（○印），傍椎体

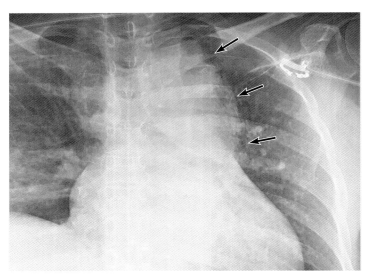

図16｜大動脈損傷
胸部ポータブル写真　上縦隔は拡大し（→），「頭でっかち」となっている。大動脈損傷が疑われる。

領域や横隔膜上縁・下行大動脈辺縁もしっかり見えている．肺挫傷の拡大や血胸の溜まりもなさそうだ．他に気胸を示す明らかなサインもない．このままフォローでよさそうだな」と，この段階ではとりあえず一安心．もちろん油断せずCTもしっかり見よう，と考えました．

所見の悪化だけではなくて，経過が変わりないってこともスカウト像で見えます．

4　大動脈損傷の可能性は？

　大動脈損傷のサインは，皆さん「上縦隔拡大！」一辺倒になっていないでしょうか．よく，上縦隔の幅が何cm以上は大動脈損傷を疑うべし！　なんて記載がありますが，臥位で撮影されるポータブル写真は，心陰影や上縦隔陰影が拡大されて見えるのが普通です．もし過去画像があれば，それと比較することも必要です．重要なのは，**上縦隔の幅が心臓の幅に比べてアンバランスに大きくなっていないか**（頭でっかちになっていないか）ということです（**図16**，→）．加えて，重要なことは，何度も出てくる，受傷機転からの推測です．どういった時に大動脈損傷が起こり得るのかを考えましょう．また，ポータブル写真で誰が見たって異常がわかるものはいいでしょうが，それ以外の場合にポータブ

外傷ポータブル

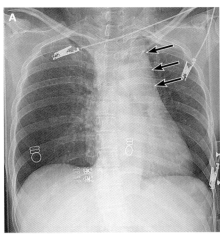
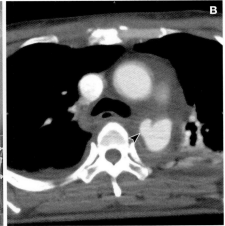
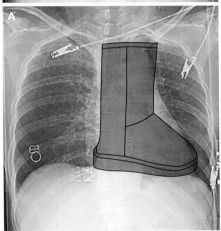

図17｜大動脈損傷
A：胸部ポータブル写真，B：CT，A'：Aと同一
上縦隔の拡大が見られ（→），「ブーツのような
形」となっている（A, A'）。大動脈損傷（▶）
による大動脈弓周囲の血腫形成を示唆する所
見で，CTでも確認できる（B）。

ル写真のみで大動脈損傷の有無を判断するのは危険です。**単純写真の所見が陽性であっても陰性であっても，臨床経過から大動脈損傷が疑わしい場合には速やかにCTを行いましょう。**

　図17も，外傷に伴う大動脈損傷の症例です。
　このポータブル写真は上縦隔が拡大しているようですが，「頭でっかち」というよりは「ブーツのような形」に見えますね（**図17A'**：われわれはこれを"UGG®-ly mediastinum"とよんでいます。UGG®：シープスキンのブーツが有名なアメリカのメーカー）。ところで，大動脈損傷が起きやすい場所をご存知ですか？　そうです，左鎖骨下動脈分岐部直下の下行大動脈です。大動脈損傷では血腫が大動脈弓周囲に形成され（**図17B**），大動脈に沿って頭側や側方に広が

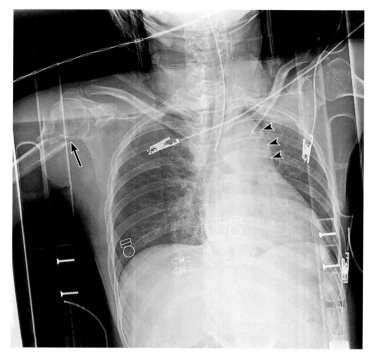

図18｜大動脈損傷（交通外傷）
胸部ポータブル写真　上縦隔が不釣り合いに拡大しており，大動脈損傷が疑われる（▶）。（UGG®-ly mediastinum）

ります。よってこの図のような縦隔陰影となるのです。

　それから，もう1つ重要なことを。大動脈損傷を伴うような患者さんはかなりの高エネルギーが身体に加わっており，全身に損傷がある可能性がありますね。例えば，腹部にも外傷痕があり，モリソン窩，ダグラス窩でFAST陽性，肝損傷が疑われる。ショック状態。まずはIABOを入れて出血コントロールをはかろう，となるかもしれません。そういった時に，この胸部ポータブル写真をしっかり評価できていなくて，IABOを入れてバルーンをインフレート・・・，どうなってしまうかわかりますか？　大動脈損傷をさらに増悪させてしまう可能性があります。胸部ポータブル写真をしっかり勉強したあなたは，「大動脈損傷の可能性があるので，IABOを入れるのはリスクが高いです！」と言えるようになってください。

　逆に，明らかな大動脈損傷を疑う所見がなければ，次の手にIABOも行け

外傷ポータブル

るかもしれない，と考えることも可能です。しかし，あくまでも受傷機転を考えて，やっぱり大動脈損傷を否定できないとき，評価はCTとするべきです。

鉄は熱いうちに・・・ということでもう一例

この胸部ポータブル写真（**図18**）はいかがでしょうか。縦隔が広いことは広いけれど　何か不釣り合いに拡大しているって思いますか？　大動脈損傷があって大動派弓の周りに血腫があるのではないかと考えられているでしょうか？

右上腕骨骨折もありますね（→）。

何度も申し上げますが，交通外傷なり内因疾患なり病歴を本人や救急隊，家族などからしっかり聴取しましょう。この症例の患者さんが，明らかに目の前で車にひかれて何mも飛ばされたなら大動脈損傷を疑うでしょうし，外傷は外傷でも目の前で胸痛を訴えて卒倒，胸部をそこまで強くない力でぶつけた。つまり，外傷による大動脈損傷より先に大動脈解離や胸部大動脈瘤破裂が起きて卒倒し，それによる外傷と考えられることもあります。実際にはこの症例は外傷性大動脈損傷でした。

（あくまでこれは余談ですが・・・）頭部外傷患者で急性硬膜下血腫とくも膜下出血が見られた場合，くも膜下出血を頭部外傷に伴う外傷性と決めつけていませんか？　もしかしたら，動脈瘤破裂によるくも膜下出血が起こって広範な出血により意識消失，頭部外傷で急性硬膜下血腫となったのかもしれません。われわれは都合のいいストーリーを作りがちですが，事実をしっかりと追究していきましょう。

5　鎖骨・肋骨・肩甲骨骨折

図19では右鎖骨骨折，右肩甲骨骨折が見られます（→）。それほどじっと探さなくても目に入ってくるような所見ですね。目に入ってくればもちろん拾いますが，パッと見でわからない肩甲骨骨折を探しに行く必要はこの段階ではまったくありません。

ほかに，例えば胸部ポータブル写真で何番の肋骨が折れていて・・・なんて初療室の初めの段階で数える必要はなく，明らかに折れているといえる所見が右か，左かあるいは両側なのか，1本か複数かをまずは大まかに把握できればよいのです。

また，フレイルチェストは重要ですが，教科書でよくでてくる奇異呼吸を呈している症例なんて本当にまれですし，胸部ポータブル写真でフレイルチェス

補講①

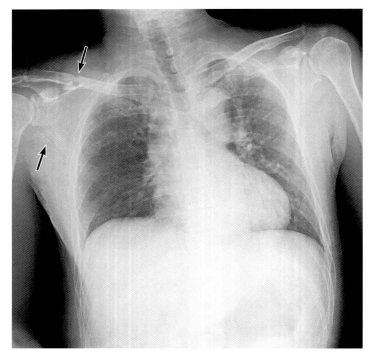

図19｜右鎖骨骨折，右肩甲骨骨折
胸部ポータブル写真　右鎖骨骨折，右肩甲骨骨折を認めます（→）。パッと見てわからないレベルであれば，あえてこの段階で探す必要はありません。

トを判断するのは困難です。

　鎖骨骨折や上位肋骨骨折では鎖骨下動静脈の損傷がないかもCTでは注意しましょう。

　肩甲骨骨折に関しては胸部ポータブル写真での判断は困難であることが少なくありません。**図19**のように明らかに折れているのがわかれば確実に所見と拾いましょう。胸部ポータブル写真でわからないようなものはその時点で問題となることは少なく，後ほどのCTで拾ってもよいのです。ただし，このことは頭に入れてください。**肩甲骨や上位肋骨が折れている場合には大きなエネルギーが働いた可能性がある**ということを。

下位肋骨骨折で考えることは何でしょうか？

　まず，横隔膜は呼吸によりその位置が大きく上下します。なので，肋骨骨折を見た場合，胸部の損傷のみを想定してはダメで，肝臓や脾臓をはじめとする

腹部臓器損傷がないかどうかを常に頭に入れておくことが必要です。

これまでのまとめのような胸部写真です（**図20A**）。右側胸部に皮下気腫があり（→）．deep sulcus sign が見えます（►）。ドレナージが必要な気胸があります。右多発肋骨骨折があります（►）。胸腔内の液体貯留はどうでしょうか。両側傍椎体領域の含気は保たれているので，明らかな液体貯留はなさそうで，あってもごく少量だろうということがわかります。ところで，ほかに気になる点はないでしょうか。右下位肋骨骨折がみられます。そうすると，気になるのは・・・そう，肝臓や腎臓といった腹部実質臓器損傷です。FAST はモリソン窩やダグラス窩で陽性でした。

この後施行された CT（**図20B**）を見てみると・・・

肝損傷があります。**右下位肋骨骨折があった場合には肝損傷や右腎損傷の可能性は十分に考慮しなくてはいけません。**

加えて，復習です。この患者さんで，例えば CT に行けそうにない。「出血コントロールが必要だ！」となった場合に IABO はどうでしょう。つまり「大動脈損傷の可能性は？」どうかということです。胸部ポータブル写真では不釣り合いな縦隔の拡大はないし，下行大動脈辺縁はしっかり見えていて血腫もなさそうだから，必要であれば IABO 考慮してもよさそう，という思考になれましたか？

この症例はどうでしょうか（**図21**）。**図21A** は冒頭でも出てきた写真です（**図8**）。階段から転落して左胸背部を強打した 70 歳代，女性です。

左下位肋骨骨折があります。胸腔内の液体貯留はどうでしょう？　繰り返しになりますが，重要なところなので，**左傍椎体領域，左横隔膜陰影，下行大動脈陰影が不明瞭です。**ということは・・・相当量の液体貯留（血胸）があるということになります。それに伴って無気肺もあるかもしれません。加えて，左下位肋骨骨折で考慮されるのは，そう脾損傷・左腎損傷です。この症例は脾腎境界に echo free space があり，FAST 陽性と判断されました。

CT（**図21B**）では脾損傷，腹腔内出血を認めます（►）。

左下位肋骨骨折があった場合には，脾損傷や左腎損傷の可能性は十分に考慮しなくてはいけません。

下位肋骨骨折を伴う多発肋骨骨折を胸部ポータブル写真で指摘できれば，これまで本書を読まれた皆さんはおのずと「肝損傷はどうか？　脾損傷はどうか？　腎損傷は？」という思考になっていただいていると思います（もちろんそのほかの腹部臓器損傷も）。

補講①

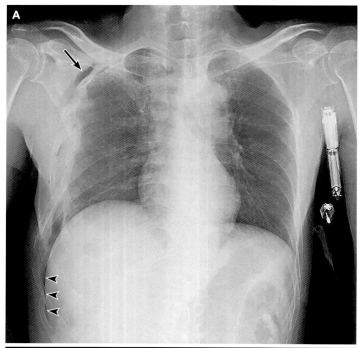
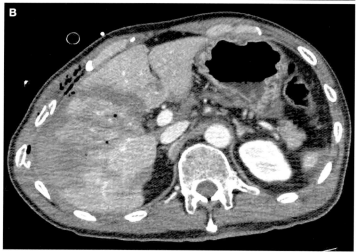

図20｜右下位肋骨骨折に伴う肝損傷
A：胸部ポータブル写真，B：CT　胸部ポータブル写真（A）では，皮下気腫（→）や deep sulcus sign（▶），右多発肋骨骨折があり，ドレナージを要する気胸があることがわかる。加えて，CT（B）では肝損傷，腹腔内出血が指摘できる。

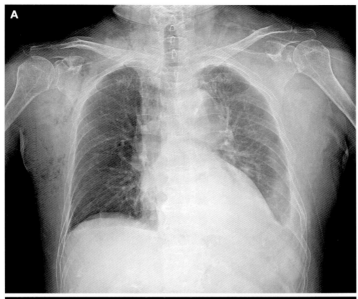

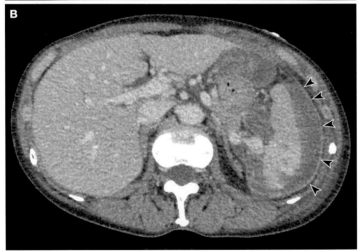

図 21 | 左下位肋骨骨折に伴う脾損傷
A：胸部ポータブル写真，B：CT　左下位肋骨骨折では，脾損傷や左腎損傷を想定する。この症例では脾損傷，腹腔内出血を指摘できる（▶）。

　加えて　FAST 陽性がわかり，バイタルサインが不安定であれば，TAE なり手術が必要になるかもしれない。それならもっと状態が悪化する前に動脈シースをとっておこうか，という戦略もありますね。IABO を入れるための太い

シースを最初から入れる必要はなくて，4Frのシースでも入れてあれば，そこから交換することだって可能です。

　CTによる情報がなくても，胸部写真やエコーなど初療室で可能なことを組み合わせ，適切に判断できれば，重要な情報を引き出せるのです。

6　経過観察の仕方

　冒頭でも触れましたが，ポータブル写真は適切に読めれば有用な情報源となります。CTに行けないか，行くまでに時間がかかるような患者では，primary surveyの間，場合によってはsecondary surveyの際にも，ポータブル写真は繰り返し撮影するとさらに有用な情報源として使えます。外傷患者では刻一刻と病態が変化していくわけですが，ここではおもに，"**ABC**"：**A**ir（気胸）-**B**lood（血胸）-**C**ontusion（肺挫傷）の経時的増悪の有無を確認し，遅滞なく積極的治療介入に踏み切ろうとすることが目的です。ポータブル写真では2枚以上の画像を比較したほうが，所見を捉えやすいことがあり，経時的な変化から重症度・緊急度をより適正に，より強く認識できるものです。最近のポータブルX線撮影では，フィルムに代わって，ワイヤレスのフラットパネルディテクターが使用される施設も多くなったと思います。このような装置では，ディテクターは患者さんの下に置いたままでも何枚も写真を撮ることができ，経時的観察に大変有用です。また，IABO（intra-aortic balloon occlusion of the aorta）あるいはREBOA（resuscitative endovascular balloon occlusion of the aorta）施行の際には透視装置の代わりとして用いてもよいと思います（**図22**）。積極的にポータブル撮影装置を活用する施設では，外傷診療の際にスタッフが初めから鉛のプロテクターを着ている施設もあるようです。

　具体的な方法としては，まず，患者来院前にあらかじめ，ストレッチャーの寝台部分にディテクターの厚さよりも太い（厚い）角材を横に3本置きます（頭先と足先，および腰のあたり）（**図23**，→）。患者受け入れの際にはこの上にバックボードをのせ診察を行いますが，このときバックボードと寝台との間に隙間ができ，ディテクターの出し入れや移動が容易になります（バックボードは早い段階で外すべきとする意見もありますが，われわれは，むしろ積極的に使用しつつ，バックボード使用の時間を可能な限り短くするよう努力する：止血完了までの時間を短くする，ような努力をするようにしています）。初期診療の間，基本的にディテクターは置きっぱなしにしておき，撮影装置も邪魔にならない程度に患者のそばに置いておくようにします。経過観察は，1枚目の

外傷ポータブル

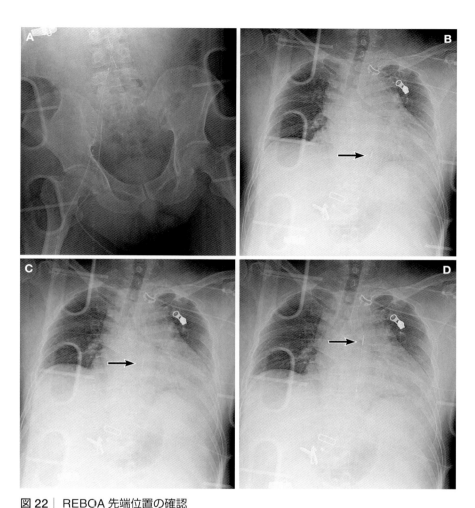

図22 | REBOA 先端位置の確認
A：骨盤部ポータブル写真，B〜D：胸部ポータブル写真　透視装置がなくても，連続的に撮影することで，カテーテル（REBOA）先端位置を確認することができます（→）。

所見に応じて15〜30分おきに定期的に撮影して行います。チューブ・カテーテル類を留置した時がチャンスですが，そうしたタイミングによらず，時間を決めて撮ることも大切です。撮影した画像はポータブル撮影装置に付属のモニターで確認することになりますが，比較のためには検査を終了して画像閲覧システムに配信する必要があるところが多いと思いますので，さっと評価した後すぐに画像を配信してもらいます。経過観察の必要がないと判断されるまでは，再びすぐにディテクターはバックボードの下に戻し，いつでも撮影できる

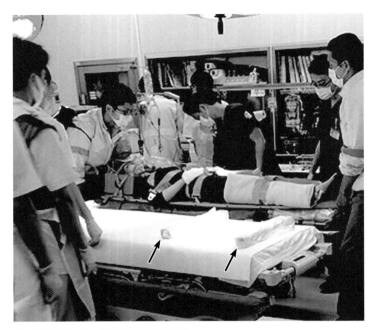

図 23 | 胸部ポータブル撮影の工夫
角材（→）を置くことで，ディテクターの出し入れが容易となる。

ようにしてもらうようにします（比較を容易にするためには，ディテクターはできるだけ同じ位置に戻すことが望ましいです）。撮影装置に付属のモニターは小さく，画像評価には適さないので，大きな画面に映し出したり，表示条件を変えて見やすくする工夫をしたほうがいいと思います。なお，CT にすぐに行けるときは経過観察のポータブル写真は不要ですが，その後しばらくの間，画像での経過観察が行えなくなる時（手術など）には，積極的に移動前最後の状態を画像でも確認しておくとよいと思います。CT の撮像に行った場合には初めのスカウト像はすぐに評価するようにします。ここで，Air（気胸）-Blood（血胸）-Contusion（肺挫傷）の増悪が観察される場合には，CT の検査終了を待たずに，ドレナージチューブ挿入術の準備や肺に対する緊急手術の方向性を指示，共有するようにし，一歩進んだマネージメントを心掛けるようにします。

　人手の問題やスペースの問題などもあり，こうした診療スタイルは現実的ではない，という施設も多いと思いますし，実際のところはこうした診療を行わなくてはならない患者の頻度はとても少ないのではないかとは思います。

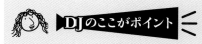

外傷ポータブル読影のポイント

- 外傷診療では受傷機転を常に考えて，損傷臓器を推測する努力をしよう．
  - ▶損傷臓器が推測できれば，読影で異常所見を速やかに発見することができる．逆に推測した「所見がない」といったことが重要所見となることがあります．
- 外傷診療では時間経過を意識して！
  - ▶その所見が受傷後何分なのか，前回画像から何分なのか意識する．経過時間によって所見の解釈は時に大きく異なることを認識しよう．
- ドレナージチューブを過信しない！
  - ▶チューブ位置は常に適切なのか，適切な情報をもたらしてくれているのか確認しよう．
- 必要だと思ったらこまめなポータブル撮影を怠らずに！
  - ▶その1枚の撮影が患者さんの予後を変えるかもしれない．

Q 患者は20歳代，男性。30分前に受傷した交通外傷の患者で，胸部ポータブルがこちらです。患者の血行動態は不安定で，モリソン窩，直腸膀胱窩でFAST陽性でした。救急医にどうアドバイスしますか？

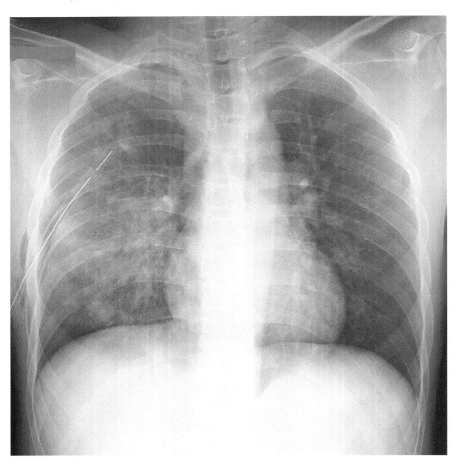

解答・解説

　「なるほど，この患者さんには，はっきりとした右肺挫傷がありますね。この所見が受傷後30分足らずで出てきているということは，今後急速に増悪する可能性もあるので，10〜15分おきには胸部ポータブル写真もしくはCTをチェックして増悪がないか確認する必要があります。FAST陽

性でこれから腹部の精査/加療を行おうとしているのであればなおさらで，胸部の所見のチェックを忘れないようにしなくてはいけません。挿入されている胸腔ドレナージチューブは直線的で右側胸部には皮下気腫を認めます。このことはチューブが葉間に入っており，ドレナージが効果的でない可能性があります。気胸の残存が疑われます。

　一方で，大動脈損傷を疑う所見は明らかではありません。下行大動脈陰影は横隔膜レベルまでしっかりと見えています。左肺底領域の含気も保たれており，血胸はないか，あってもごく少量でしょう。受傷後30分で血胸や縦隔血腫を疑う所見が見られないことは good news です。そして，必要に応じて REBOA も考慮できるかもしれません。しかしながら，右肺挫傷の変化には厳重な注意が必要です。今後，extravasation を伴う可能性もあり，場合によっては分離肺換気などを要するかもしれませんよ」

　このようなアドバイスができたらよいと思います。

　また，この胸部ポータブル写真のなかには，それぞれの所見を示す記号（→など）はあえて入れていません。

　ここまで読んでいただいた皆さんならきっと理解できると思います。もしわからなければ，全ての所見はこの章に入っていますので確認してみてくださいね。

補講 **2**

腹部単純写真

「腹を探る」：それとなく人の意中を探り出そうとする
『大辞泉』

はじめに

腹部単純写真の読み方

1. 腸管ガスの評価の仕方 ● 2. 胃泡 ● 3. 消化管異物の話 ● 4. 小腸ガス ● 5. 結腸ガス

急性腹症診療において腹部単純写真は，重大な病態を的確に診断したり，否定したりする目的で利用するにはあまりにも信頼できない検査です。急性腹症における腹部単純写真の有用性は，すでに 30 年以上も前に否定されています。しかし，いまだに日々の臨床では使われることが多く，その目的はおそらく，診断というより，診察なのだろうと思います。腹部単純写真は，簡便に患者さんの状態を「パッ」と評価できるツール，という考え方なのだろうと思います。本来は，超音波検査を診察手段の一部として行い，その先で必要に応じて CT（や MRI）を追加する，という流れであるべきだと思いますが，現状は，消化管閉塞などの限られた特定の病態の評価の際や，あるいは，急性腹症時の診察の一部として，腹部単純写真は使われているかもしれません（腹部単純写真の位置づけや急性腹症における画像検査の用い方についてはもっともっと語るべきことは多くありますが，紙面の都合上，そしてそもそもこの本のタイトル上も，これ以上は触れないことにします）。腹部単純写真の臨床上の位置づけが実際はどうなのか，は別として，撮影された腹部単純写真をどう評価していくのか？おまけの最終日，スタートです。

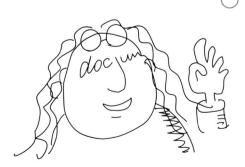

腹部単純写真

はじめに

　腹部単純写真が撮られる場面は，救急診療上は，以下の場合が多いと思います。

1）消化管閉塞・通過障害の有無や程度の評価
2）消化管穿孔を示す腹腔内遊離ガスの検出
3）異物（や石灰化）の有無の評価と存在場所の推定
4）急性腹症の原因評価？（結局は上記，特に1，2がメインな対象と思われますが）
5）入院時（手術を含めCTで認められた病態と関連した現象などの経時的変化を観察するための変化前の基準として）
6）大量腹水の確認

　基本的な腹部単純写真の読み方については，これまでも多くの書籍で紹介されていると思いますので，ここでは，1）とも関連していますが，腸管ガスの評価の仕方についてメインに解説したいと思います。というのは，腸管ガスの評価というのは，意外と重要だからです（CTの読影にも生かせるかもしれません）。

腹部単純写真の読み方

1 腸管ガスの評価の仕方

　腸管ガスを評価するには，ガスが溜まっている腸管の走行をイメージする必要があります。何となく，「消化管ガスの分布は非特異的です」なんてコメントしたくなりますが，腸管ガスを見て，加えて腸管の走行をイメージすれば，この患者さんがどのような病態にあるのか，核心に近づくことができるかもしれません。ここでも，可能な限りみなさんの臨床に少しでも役立つようなお話をしていこうと思います。ちょっとでも，1つでも，「なるほど！」と思っていただけることがありますように…。

　次の画像（**図24**）は，CTコロノグラフィのスカウト画像で，単純写真ではありません。

　送気後で腸管の走行がわかりやすいと思います。上行結腸，下行結腸が左右

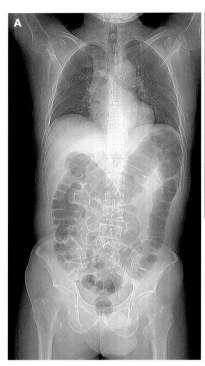
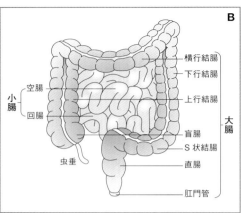

図 24 | 腸管の走行
A：スカウト像（CT コロノグラフィ），B：シェーマ

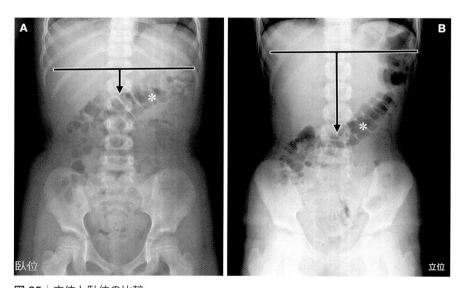

図 25 | 立位と臥位の比較
腹部単純写真（A：臥位，B：立位） 立位では横行結腸（*）は吊り下げられるような状態となる（肝弯曲部と脾弯曲部で固定されているため）。

側腹部を走行し，横行結腸がその名のとおり，腹部を横断するように走ります。そして，腹部中央から骨盤内にかけて小腸がある，といった大まかなイメージです。ですから，例えば，単純撮影を行った際に，「上行結腸や下行結腸がやけに正中側に寄っているな（腹水が溜まっているのかも」とか，「上行結腸の外側に小腸ガスがあるようだけど，何かおかしい，はまり込んでいるのかもしれない」とか想定できるわけです。

それから，ありがちな話ですが，間違っても鏡面像がある！＝腸閉塞に違いない！　なんて短絡的な解釈はしないようにしてくださいね。

さて，腹部単純撮影を行う場合，多くは立位もしくは臥位での撮影になると思いますが，お腹のなかで固定されている部位とされていない，フリーな部位があります。

図25だと，横行結腸（＊）が立位では臥位に比べて骨盤側に垂れ下がっています。横行結腸は肝弯曲部と脾弯曲部で後方に固定されており，吊り下げられたような状態になっているので，安定した蠕動運動や変形が可能になっています。

また，腹部単純撮影の基本は「臥位〔AP：anterior-posterior）view〕」です。なぜならば，臥位になることで，腹部臓器があるべき場所に配置されるからです。

図26では，小腸も大腸も全体的に腸管の拡張が目立ちます。

消化管ガスの異常拡張は小腸ガスで径が3cm以上，大腸ガスで径が6cm以上と多くの場合定義／記載されています。もちろん基準として数字は大切ですが，数字だけではなく，患者さんの臨床症状／所見をも考慮して診療にあたりましょう。とりあえず，**図26**を見て，小腸も大腸も張っているというイメージをもっていただけたらOKです。

2 胃泡

まず，みなさんに1枚の腹部単純写真を示します（**図27**）。胃が拡張して内容物で充満しているのがわかりますか？　パンパンに張っている胃のシルエットが浮かんで見えているでしょうか（＊）。見えなくてもご安心を。これからどのようにしてイメージしていけばよいかを考えていきましょう。

さて，この患者さんが「気持ち悪くて吐いてしまう」という主訴で来院したとしましょう。話を聞いてみたら，「今日，昼前からBBQでずーっと5時間ぐらい食べたり，飲んだりし続けていたら，夜になってから気持ち悪いです」

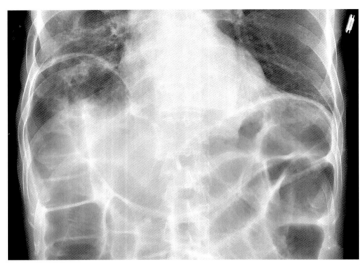

図 26｜小腸と大腸の拡張
腹部単純写真（臥位）　小腸や大腸は全体的に拡張が目立つことがわかります。パッと見た時の印象も非常に大切ですね。

というのと，「ここ 2 週間ぐらいずっと食事もあまりとれていないのに，酸っぱいものがこみ上げる状態が続いていて気持ち悪いです」というのではみなさん，患者さんの病態で考えることは同じですか？　もちろん違いますよね。
　前者であればそれだけ飲み食いしていれば気持ち悪くもなるでしょ！！　となるのでしょうし，後者であれば食事もできていないのに胃がこれほど張っているなんて異常だ，きっと消化管の通過障害があるのではないか，と考えると思います。胃液は 1 日に約 1.5～2.5L 産生されるわけですから，それが少しずつでも溜まってしまえばだんだん胃は胃液で膨らんでしまいます。そうなると，胃カメラなどで通過障害がないかの精査が必要になってきますね。
　そのほかにも，腹部写真を評価するうえで，食事摂取時間を聴取することも非常に重要です。深夜や早朝など最終飲食から時間が経っているのにもかかわらず，胃泡の張りや液面形成が目立つ場合は，少しおかしいなって思いますよね。腸管の機械的通過障害や食べ過ぎ・飲み過ぎ，（炎症や薬剤などさまざまな理由による）胃（腸）の蠕動低下，あるいは胃液の産生過剰状態，腸液の逆流などを考えなくてはなりません。
　次の写真です（図 28）。一目見て，胃内にガスがたくさんあることがわかりますね。これは CPA の患者さんに対して気管挿管された後の写真です。おか

腹部単純写真

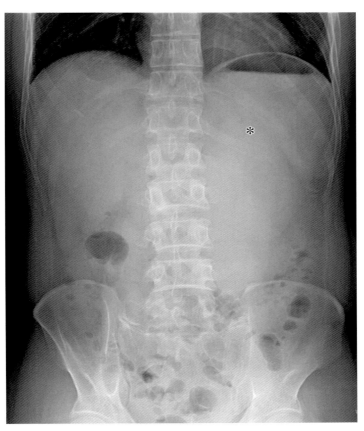

図 27 | 胃が張っている立位画像
腹部単純写真（立位）　胃内が内容物で充満していて（＊）パンパンに張っている姿がイメージできますか．

しいところに気付きましたか？　そうです，「気管挿管（→）」ではなく「食道挿管（▶）」になっています．2日目でも同様に扱っていますので復習してください．基本的に食道挿管は写真で気付く前に聴診所見や身体所見で気付かなくてはいけませんが，万が一，胃内のガスが目立つ場合には食道挿管の可能性も頭に入れましょう（ただ，胃泡よりも先に挿管チューブの位置を確認することが通常だと思います）．また，気管挿管までのマスク換気の時間が長かった場合にも同様のことが起こり得ます．挿管前の患者さんに対して，何も考えずに何でもかんでもマスク換気を行ってしまうと，full stomach だった場合に嘔吐の誘発（メンデルソン症候群の危険）や，それに伴う窒息を引き起こすリスク

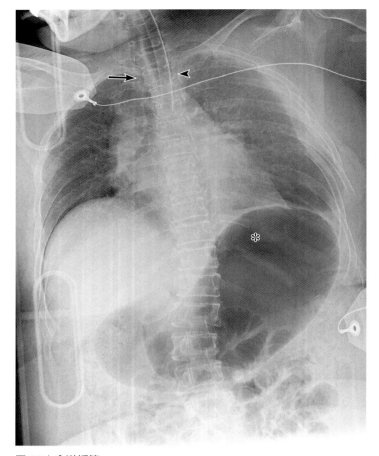

図 28 │ 食道挿管
胸腹部単純写真(臥位) 本来チューブが留置されるべき気管(→)ではなく，食道挿管となっており(▶)，胃の拡張(＊)が目立っている。胃の先の小腸にもガス像が目立つ。

があります。
　図 29 は CPA 蘇生後の CT スカウト像(図 29A)，単純写真(図 29B)です。それぞれ救急隊により BLS が行われて搬送されてきました。病着後に気管挿管が行われています。図 29A では小腸を中心としたガス像(○印)が，図 29B では胃が大きく張っていることがわかりますね(＊)。このように CPA 時の蘇生行為後には胃から腸管にかけて広い範囲でガス像が認められることが多いです。もちろん，蘇生行為だけではなくて何らかの理由で補助換気をした場合に

腹部単純写真

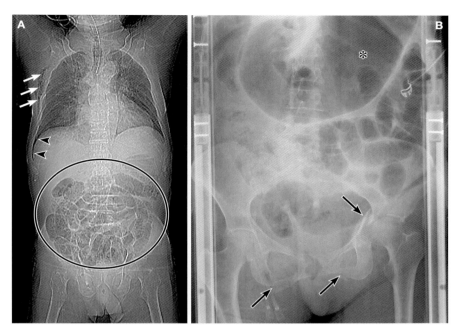

図 29 │ CPA 蘇生後
A：CT スカウト像，B：腹部単純写真（臥位）　A では小腸を中心に，B では胃が大きく張っていることがわかる。蘇生行為後にはこのように広い範囲に腸管ガスの分布を認めることもしばしばである。A，B ともに外傷による CPA の症例で，A では皮下気腫（→）や deep sulcus sign（▶），B では骨盤骨折（→）がみられる。

も同様のことがいえます。

　さて，これで終わりと油断していませんか。ここまで読み進めたみなさんなら気付いたでしょうか。**図 29A** の胸部領域では右側胸部に皮下気腫があり，deep sulcus sign が見てとれますね。実は外傷 CPA の症例でした（外傷所見は前日の**補講**①でやりました。B も外傷 CPA です。骨盤骨折があるのがわかりますか）。

　胃泡の見え方にもいろいろあります。

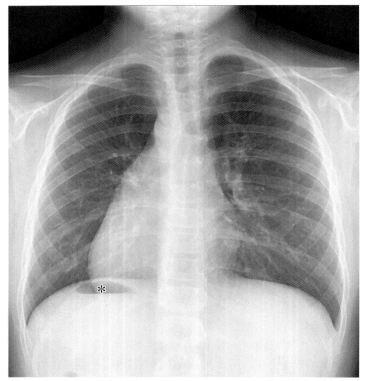

図30｜内臓逆位の症例
胸部単純写真（立位） 心陰影は右側へ突出し，胃泡（＊）は右横隔膜下に見られる。ただし，左右が間違っていないかを常に確認することが大切です。

　図30を見て，左右逆なんじゃないかと考えた方は，素晴らしいと思います。実は内臓逆位の患者さんの写真です。ですから，胃泡が右横隔膜下にあるので正しいのです。**1日目**でもやったとおり，画像が適切に撮影されたものか（左右逆ではないか）評価するのは非常に重要です。
　図31はいかがでしょう。左側の結腸ガスが目立ちます。ここでは**胃泡**の話なので胃のあたりに注目してみましょう。胃底部付近にはガスが多くみられるのに（◯印），胃体部あたり（→）では胃内のガスが急にぎゅっと細くなってい

腹部単純写真

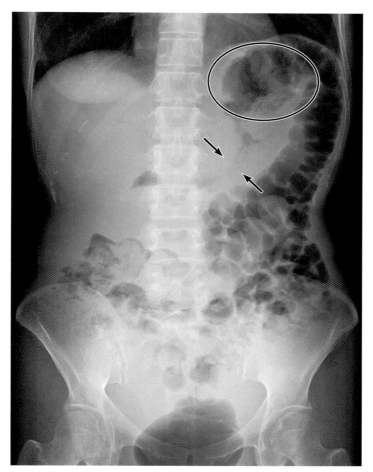

図 31｜スキルス胃癌の症例
腹部単純写真（立位）　胃底部ではガス像の貯留が目立つが（○印），胃体部付近では胃内のガス像がきゅっと細くなっている（→）。

るように見えませんか。

　この患者さんはスキルス胃癌で，胃の拡張が不良となっている状態です。
　その情報を頭に入れた後に，また単純写真を見てみると，どうでしょうか（**図32**）。拡張が制限されている胃の形が見えてこないでしょうか。もちろん単純撮影のみで診断というわけにはいかないでしょうが，病歴を合わせたりすれば診断に近づけるかもしれません。
　また，大量に腹水が溜まっている場合には胃泡も偏位します。

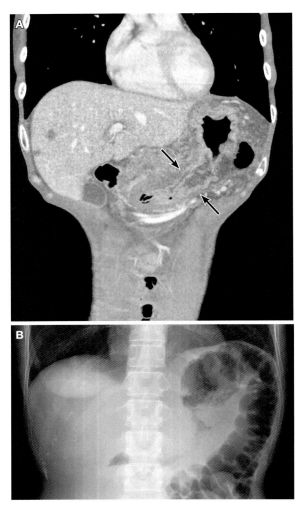

図32│スキルス胃癌（図31と同一の症例）
A：CT（冠状断像），B：腹部単純写真（立位）（図31の拡大）
CT（**A**）と単純写真（**B**）を対比させてみよう。癌による胃体部の狭小化（**A**：→）により，ガス像が細くなっているイメージができますか。

　胃泡（図33の＊）が通常よりも内側へ偏位しているように見えます。CTで見てみると，大量の腹水により，胃泡が偏位しているのがはっきりわかります（胃癌術後再発による腹水貯留）。
　「胃管がなかなか入りません」と研修医から言われ，単純写真を撮影してみ

腹部単純写真

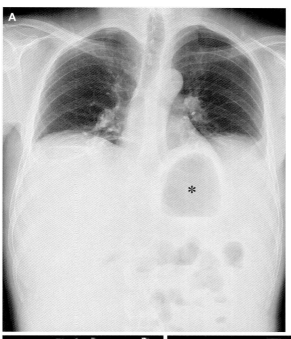

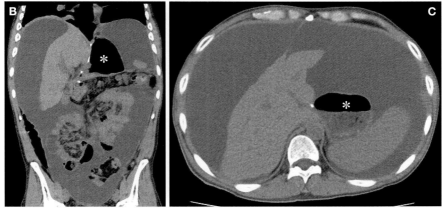

図33 │ 癌性腹膜炎による腹水貯留の症例
A：胸腹部単純写真（立位），B：CT（冠状断像），C：CT（横断像）　多量の腹水により，胃泡（＊）が内側へ偏位しているのがわかります。

ました（**図34**）。
　心陰影に重なるようにして air-fluid level を形成する構造物が見えます（→）。食道裂孔ヘルニアです。一発ものです。1回見たら忘れませんね。

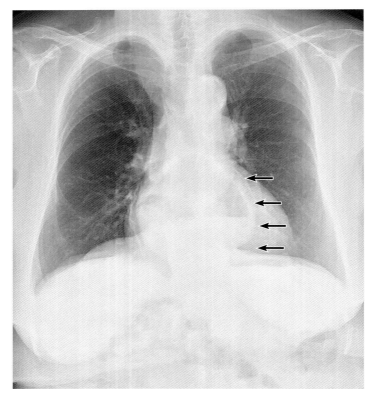

図34｜食道裂孔ヘルニアの症例
胸腹部単純写真（立位）　心陰影に重なって，air-fluid levelを形成する構造がみられます（→）。食道裂孔ヘルニアと考えられます。

3 消化管異物の話

　消化管異物を疑った場合，まずは単純写真を行って，その推測をすると思います。もしくは，飲み込んだかもしれないと患者さんや親は言っているけど，本当に飲み込んだのか確認するために単純写真を行うと思います。可能ならば胃カメラで摘出を行うわけですが，そのためには異物がどこにあるのかを把握しなくてはなりません。胃より先，十二指腸まで進んでいってしまえば，胃カメラでの摘出は困難となります。また，異物でも摘出すべきもの（鋭利で消化

腹部単純写真

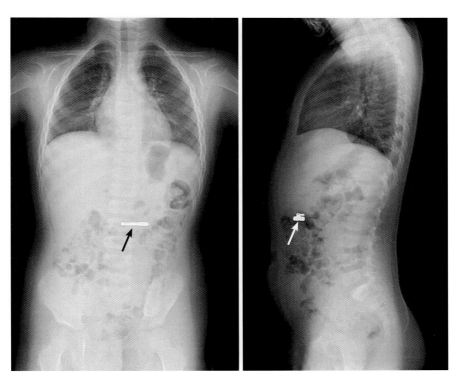

図35 | 消化管異物の症例①
腹部単純写真（A：正面像，B：側面像，ともに立位） 正面像（A）のみでは異物（→）の位置は特定できないが，側面像（B）では腹側にあり，胃内にあるのではないかという推測ができる。

管損傷のリスクがあるものや，ボタン電池など）や，異物の位置によってはそのまま便と一緒に出てくるのを待つ方針とすることもあり，位置の把握は重要です。そのためには腹部写真で見える胃と他の腸管の大まかな位置を知っておくことが重要です。そして，意外と側面像が役に立つのです。

　図35は消化管異物の症例です。胃泡から連続する管腔内に異物がみられます。側面像で異物は腹側にあり，異物の存在位置は胃内なのではないかと推測できます。もちろん，この思考は胃が腹側にあるということを把握していることが前提となります。

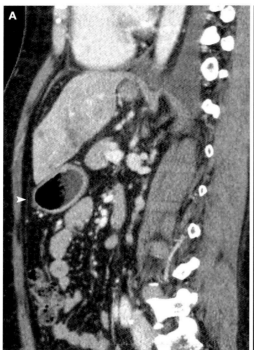
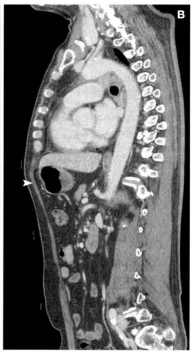
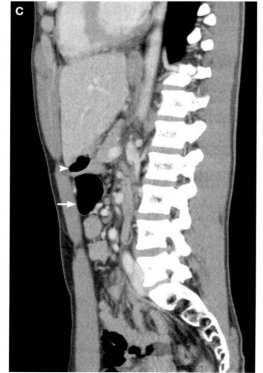

図36 | CT矢状断での胃の位置
A〜C：CT（矢状断像） 食道が腹腔内に入り，胃が前方へぐっと張り出してくる（▶）のがわかる。

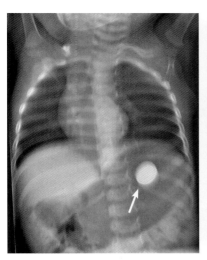
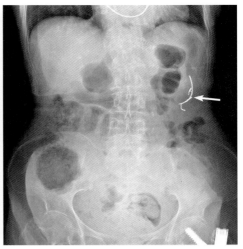

図 37｜消化管異物の症例②
腹部単純写真　胃内に類円型の人工物陰影（→）を認める。

図 38｜消化管異物の症例③
腹部単純写真（臥位）　胃内に義歯と思われる（病歴から）人工物陰影（→）を認める。

　さて，次の**図 36**で胃の位置を CT で見てみましょう。

　図 36は3人の別々の患者さんのCT（矢状断像）です。食道が椎体の前面を下行して，腹腔内に入り，胃が前方へぐっと張り出してきます（▶）。**A～C**でも確認できますね。胃の前面にはさらに横行結腸がせり出して横走してくるケースもあります（→）。余談ですが，胃ろうを造設する際は，横行結腸の走行が問題となることが多いです。

　図 37のように明らかに胃内とわかるものもありますが，迷った場合は側面像も消化管の位置関係を整理すれば異物の位置の推測に有用であることを知っておきましょう。CT 撮ればわかるのでは，と言われてしまうとそのとおりですが・・・。

　消化管異物（義歯）の単純写真です（**図 38**）。

　最後にもう1例提示しておきます（**図 39**）。腹部正中にボタン電池のような円形構造があります。今まで提示してきたように側面像では異物は腹側にあり，胃内にあるのではないかと推測されますね。

　この症例は先端に磁石のついた胃管を用いて電池の位置を確認，無事摘出されました（**A～E**）。

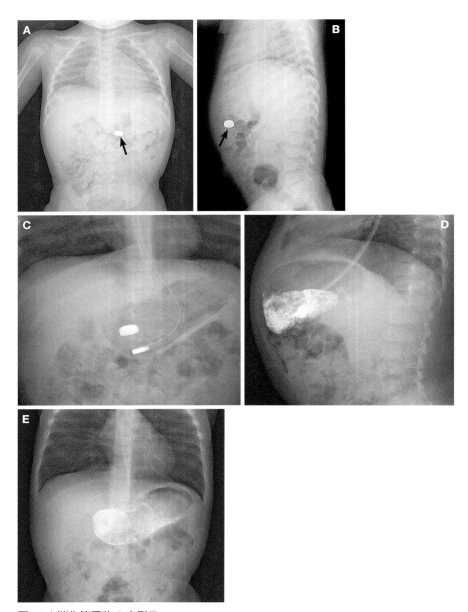

図39｜消化管異物の症例④
腹部単純写真（A, C, E：正面像, B, D：側面像） 腹部正中にボタン電池のような構造があり（A：→）, 側面像（B）ではボタン電池（→）は腹側にあることから, 胃内にあるのではないかということが考えられる。磁石を用いて摘出した（C, D）。摘出後（E）。

腹部単純写真

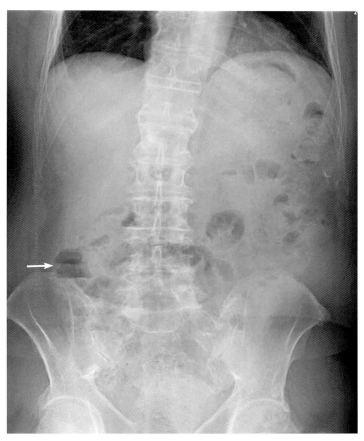

図40│正常ギリギリの単純撮影
腹部単純写真（立位）　右下腹部に液面形成（air-fluid level：→）を認めるが，これのみでは異常といえない。臨床所見との対比が必要。

4 小腸ガス

　腹部写真は何らかの腹部症状がある患者さんに対して撮影されることが多いわけですが，任意のタイミングで撮影される場合，基本的には小腸ガスや小腸レベルでの液面形成は指摘できないことが多いです。この腹部写真（**図40**）では右下腹部に液面形成（air-fluid level：→）を認めますが，多少見えたからといってすぐに異常といえるわけではありません。患者さんの病歴や自覚症状・

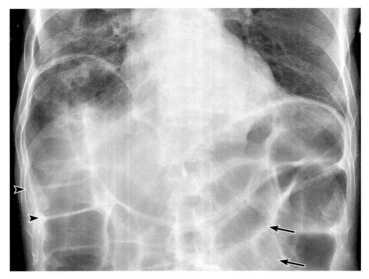

図 41｜ケルクリング（小腸ヒダ）とハウストラ（大腸ヒダ）
腹部単純写真（臥位）　ケルクリング（小腸ヒダ）ではヒダとヒダの間隔が狭い（→）のに対して，ハウストラ（大腸ヒダ）はヒダとヒダの間隔が広くなっています（▶）。

身体所見と対比することが必要です。

　教科書でもよく言われていることですが，間違ってはならないのは，**鏡面像＝腸閉塞ではないということです**。小腸に鏡面形成があるということは「小腸内に液体と空気が通常より多く含まれている状態」を意味しているのであって，閉塞の有無を表しているのではありません。小腸内腔が液体で満たされている場合には鏡面形成は見られませんし，仮に狭窄部位が胃に近い空腸で胃管により有効なドレナージが得られていれば鏡面像はみられないでしょう。ただ，鏡面像がみられた場合には，腸閉塞を鑑別に当然あげます。

　小腸のヒダのことを**ケルクリング**（kerckring），大腸のヒダのことを**ハウストラ**（haustra）とよびます。では，単純写真で腸管ガスを見た際に，小腸ガスなのか大腸ガスなのかを見分けることはできます？　ポイントは大きく2つあると思います。①ガスの分布，つまり腸管の走行と，②ヒダの間隔の違いです。

　冒頭でも述べましたが，ガスの分布をイメージするということは，つまり腸管の走行をイメージすることです。上行結腸が右側腹部を頭側に走り，横行結腸が左側腹部へ向けて横走し，左側腹部を下行結腸が足側に走り，S状結腸・直腸が骨盤内を走ります。また，小腸はお腹の真ん中あたりを主体に分布しま

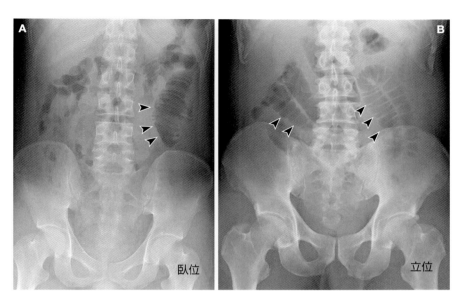

図 42 | パターン a)
腹部単純写真（A：臥位，B：立位）　小腸ガスは目立ちますが（▶），立位像では液面形成は目立ちません。非特異的で明らかな異常とはいえません。

す。

　また，ヒダの間隔の違いでは，ケルクリング（→）はヒダの間隔が狭いのに対して，ハウストラ（▶）はそれに比べてヒダの間隔が広く，モコモコしたようになっているのがわかります（図 41）。ただ，実際には，大腸ガスか小腸ガスか迷うことは珍しくありません。

　さて，ケルクリングの襞が認識できるような小腸ガスや液面形成が目立つ場合には「何か異常があるのではないだろうか？」と考えるきっかけになります。

　小腸ガスが目立つ場合には，次の a)〜d)のようなパターンを考えていきます。

a) ガスだけがちょっと目立ち，立位像では液面形成が目立たない場合

　非特異的で明らかな異常とは言えません。ちょっと蠕動が低下しているような状況ではこのような画像があり得ます（図 42）。

b) 液面形成が指摘できるが，有意な拡張はない場合

　通常より液体が多い状況，すなわち，液体を多く摂取したか，産生過剰（胃

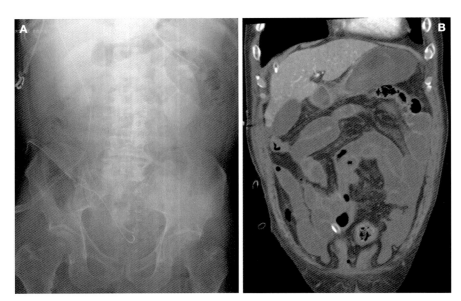

図43｜パターンb）非閉塞性腸管虚血（NOMI）の症例
A：腹部単純写真（臥位），B：CT（冠状断像）　有意な拡張は認めないものの，ガスレスな状態である。CTでは腸管内が広範に液体貯留で満たされていることがわかる。

腸炎も含む）か，吸収不良か，あるいは蠕動が低下している（薬剤，癒着など）が考えられます。実臨床では，胃腸炎のような状況で産生過剰や蠕動低下を考えることが多いと思います。蠕動低下で怖いのは，その原因が虚血である場合ですので，虚血が想定できる状態（上腸間膜動脈血栓塞栓症，ショック後のNOMI：nonocclusive mesenteric ischemia）か意識・確認したいものです。実は，a）の空気が少し目立つ程度の時も，重篤な病態による蠕動低下は考えるべきではあります。

　図43は，当院で経験したNOMIの症例です。冒頭でも述べたとおり，単純写真のみで診断をすることは困難です。腹部症状・バイタルや血液検査所見と併せて判断することが必要であるし，重要です。

　虚血以外ですと，例えば虫垂炎の場合，右下腹に炎症があり，その影響で周囲はやや蠕動低下があり，局所的にはガスレス（液体停滞）となるが，近位腸管では液面形成が多少認められたり，小腸ガスもやや目立ったりし得ます。他の腸管外の炎症性病態でも腸管の蠕動低下から「小腸の存在がやや目立つ」ことはあり得ます。

腹部単純写真

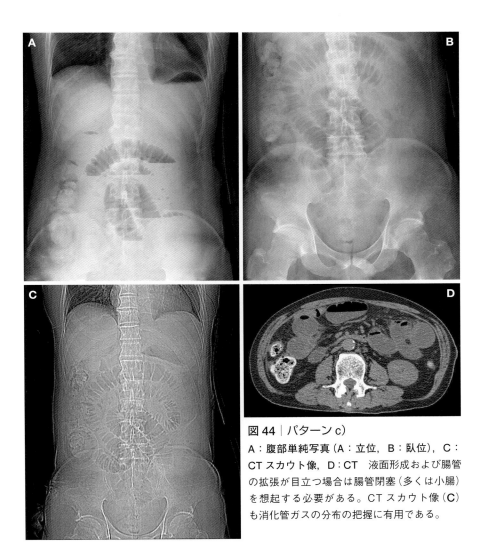

図44 | パターンc）
A：腹部単純写真（A：立位，B：臥位），C：CTスカウト像，D：CT　液面形成および腸管の拡張が目立つ場合は腸管閉塞（多くは小腸）を想起する必要がある。CTスカウト像（C）も消化管ガスの分布の把握に有用である。

c）液面形成も目立ち，拡張腸管も目立つ場合

　機械的に通過がきわめて悪いか通過ができない部分があり，その部位より近位側腸管が拡張している状態：いわゆる腸管閉塞（多くは小腸）を想起します。機械的・器質的に通過できないポイントがない場合には，腸管内容物は，圧が上がろうとしても圧勾配で隣の腸管にどんどん移動できるため，腸管は拡張しないことが多いです（**図44B**の状態で留まる）。

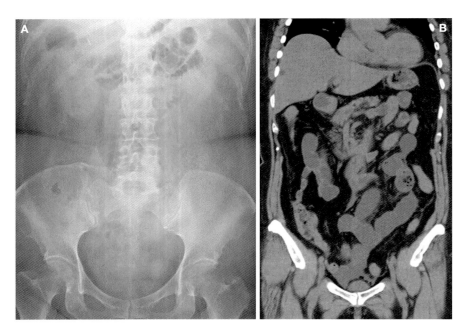

図 45｜小腸絞扼
A：腹部単純写真（臥位），B：CT（冠状断像）　腸管が液体で満たされている。鏡面形成がないからといって安心してはいけない。腸管内が液体で満たされている場合，ガス像が目立たなくなってしまうことがあり得る。

d）液面形成は少なめで，腹部の透過性が結構広い範囲で低下している場合

　腸管が液体で満たされた結果であり，通過障害が高度であるか，あるいは通過障害発生から時間が経っている可能性が示唆されます。

　腸閉塞を疑って，単純写真を撮影。「よかった，ニボーもないし腸閉塞ではなさそうだ」，この思考は正しいでしょうか。

　もちろん，絶対間違いではありませんが，通過障害が高度で消化管内腔が腸液で満たされている場合にはガス像が見えないこともあり得ます（**図 45**）。当然ながら，そういった患者さんの状態ではお腹の痛みもあるでしょうし，嘔気・嘔吐も高度であることが想像されます。

　いわゆるガスレスの様相を呈する時（またはガスレス＋液面形成±腸管拡張）には，絞扼性腸閉塞も考えなくてはいけません。そのような場合にはすぐに造影 CT を行うべきです（紙面の部分もあり，詳細は成書をどうぞ）。

257

腹部単純写真

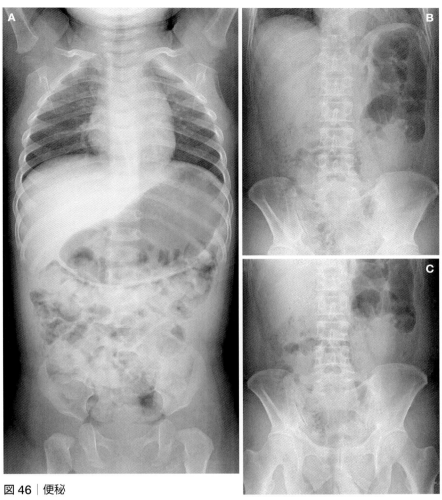

図46｜便秘
A〜C：腹部単純写真　結腸には全体的にゴツゴツとした塊状に見える便塊の貯留が多くみられる。

5 結腸ガス

　結腸では，通常消化管ガスはよく観察されます．内容物はすでに水分が吸収された後の便塊であることが多く，ゴツゴツと塊状に見えたり，気泡を有するあるいは気泡で構成されている物体として観察されます．

　小児では，腹痛の原因が便秘であることもよくみられます（**図46A**）．

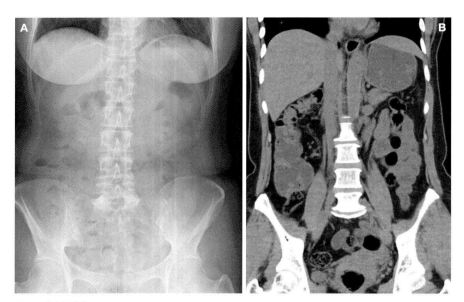

図47｜結腸炎
A：腹部単純写真（立位），B：CT（冠状断像）　結腸の液面形成。結腸レベルにおいて液面形成が目立つ場合には，何らかの原因で水分の動向に異常をきたしていることが推測されます。

　成人の便秘の場合はやはり，大腸癌の否定を念頭に置く必要があります。
　場合によってはCTや大腸カメラを必要とするかもしれません。それには丹念な問診が重要になってきます。
　結腸レベルで液面形成が目立つ場合には，程度は別として，何らかの異常を示していることが多いです。例えば，腸炎やさまざまな病態で下痢をしている場合が多いです（図47）。
　液体貯留の有無にかかわらず拡張が目立つ場合には，悪性腫瘍や何らかの機械的通過障害があると考えられ，有名なものにはS状結腸捻転（や盲腸捻転）があり，特徴的画像所見を呈します（図48）。
　虚血性腸炎や一部の感染性腸炎では，腸管の浮腫性変化が目立ち，腹部単純写真上も横行結腸や下行結腸のあるべき部位で消化管ガス像がなく，代わりに壁肥厚して内腔がつぶれた腸管が索状構造として認識できる場合もあります（図49）。

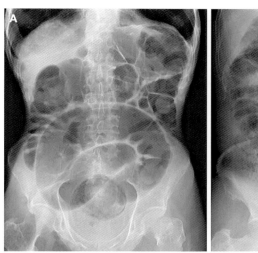
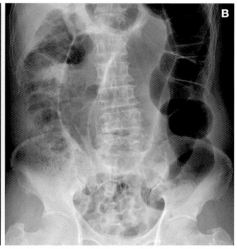

図48 │ S状結腸捻転（coffee bean sign）
A, B：腹部単純写真（A：立位，B：臥位） 腹部正中には捻転により，S状結腸がいわゆる"coffee bean"様に拡張して描出されている。

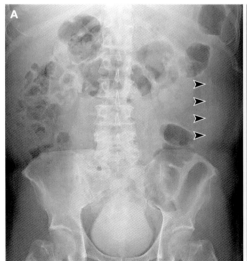
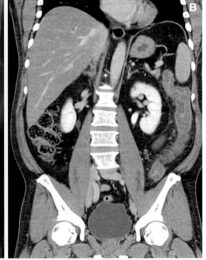

図49 │ 虚血性腸炎
A：腹部単純写真（臥位），B：CT（冠状断像） 下行結腸が走行すると思われる部位はガスレスとなっており（▶），CT（B）では腸管は浮腫状で内腔には液体貯留が目立つ。虚血性腸炎の所見です。

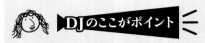

腹部単純写真読影のポイント

- 腸管の配置・走行をイメージする。
- 確定診断に至ることは難しくても，液体やガスの分布から病態を推測する努力をする。

腹部単純写真の意義とは

　腹部単純写真で，病気を診断したり，否定したりすることは難しいです。腹部単純写真の目的は，おそらく，そういうことではないのだと思います。もちろん特定の病態を評価する意味ではある程度有用ですが，多くの場合，これは検査というより，診察行為の一部であろうと思うのです。X線を用いる以上，被ばくという侵襲を加えるわけで，気軽に行うわけにはいきませんが，しかし，そのおもな役割は，「ざっと」「さっと」腹部全体の様子を見渡せる，ということであろうと思うのです。

　もちろん，侵襲がない点で，そして診察しながら行えるという点で，超音波検査（検査とよぶべきではないと思いますが）が腹部の診察においては圧倒的に有用性が高いと思いますし，超音波検査を正しく行える場合，腹部X線検査の有用性は低くなります。それでも，全体像を見渡すうえでの有用性は捨てがたいものがあり，腸管の動き具合などを経過観察していくような場面では，臨床的に把握できている排便や排ガスの状況に加え，腸管の動き（の結果）を客観性をもって評価・共有しやすいと思います。

あとがき

　事の始まりはある夜，家で寝ぼけていた私にかかってきた松本先生からの電話でした。

　「細井君，胸部ポータブルの教科書を書いているから手伝ってくれない？」

　その時は，何も考えずに「はい，もちろんです！」と答えましたが，専門医でもない（修行中），画像診断に関してはまだまだ半人前の私がこのような本の作成に携わらせていただくことに相当なプレッシャーを今でも感じております。

　川口市立医療センターで初期研修を経て救急や内視鏡診療，細々と IVR に携わっていた数年前，すべてのことが「井の中の蛙」になっているような気がして，救急と画像診断．IVR を学べるところへ修行に出たいと思い，見学に行ったのが聖マリアンナ医科大学でした。その際に救急読影室のドアを開けて出てきた松本先生のインパクトが今も忘れられません。それからご縁をいただき，現在に至りますが，学べば学ぶほど，症例を経験すればするほど，画像診断の重要性，奥深さ，面白さを改めて認識する毎日です。

　私は今まで消化器内科→救命救急→放射線科と渡り歩いてきて，その道のりはちょっと特殊かもしれませんが，それまで培ってきた知識や経験・技術と画像診断の知識を組み合わせて，毎日の手技や治療戦略に役立てることができています。

　ぜひ，救急にも放射線にも興味があるという方は私たちと一緒に仕事をしましょう！　きっと皆さんにも新しい世界が開けるはずです。

　最後に，日々ご指導いただいております三村秀文先生を始めとする聖マリアンナ医科大学放射線医学講座の諸先生方，私を聖マリアンナ医科大学に送り出してくださり，初期研修時代から今でもお世話になっている川口市立医療センターの先生方（大塚正彦先生，峯川宏一先生，直江康孝先生，小川太志先生，他多くの先生方），加えて出版にあたりメディカル・サイエンス・インターナショナルの関係者の方々には大変お世話になりました。心より御礼申し上げます。

執筆者を代表して　細井康太郎

結びの言葉にかえて

ポータブル胸部写真に関して話したいことはほとんど本文に書かれています。
ここでは，お世話になった皆様に深くお礼を申し上げさせて頂きたいと思います。

- 故 倉本憲明先生（元国立病院機構災害医療センター 放射線科）：私にGoodman先生とPutman先生の"Critical Care Imaging"を買ってくださり，また，プロフェッショナルの放射線科医とはどういうものかを日々の診療で黙って示してくださいました。
- 栗原泰之先生（聖路加国際病院 放射線科）：私にポータブル胸部写真の"いろはにほへと"を教えてくださいました。
- 新美浩先生（聖隷横浜病院 放射線診断科）：私を救急画像診断，外傷画像診断の道へ導いてくださいました。
- 野坂俊介先生（国立成育医療研究センター 放射線診療部）：臨床医に尽くし，信頼される放射線科医となるにはどうすればいいか，いまも身をもって提示してくださっています。
- 中島康雄先生（聖マリアンナ医科大学 放射線医学名誉教授）：できが悪いにもかかわらず，辛抱強く，さまざまな救急放射線のお仕事を与え続けてくださいました。
- 平泰彦先生（聖マリアンナ医科大学 救急医学特任教授）：救急所属の画像診断医という特殊な立場を受け入れてくださり，厚い信頼のもとお仕事させてくださいました。
- 藤谷茂樹先生（聖マリアンナ医科大学 救急医学教授）：平先生に引き続き，救急放射線科医という職業を尊重し，そして絶えず勇気づけてくださっています。
- 聖マリアンナ医科大学 救急医学のスタッフの皆様：私のような特殊な存在・人間を日々暖かく見守ってくださっています。
- 過去と現在の救急放射線部門の先生方：先生方の支えのおかげでなんとか本が完成しました。
- 聖マリアンナ医科大学横浜市西部病院放射線科，そして国立病院機構災害医療センター放射線科の皆様：毎度毎度ご迷惑をかけっぱなしで何の恩返しもできず，申し訳ございません。

- 聖マリアンナ医科大学 放射線医学の皆様：非救急の放射線の激務に加えて，体と心に鞭打ちながら，長年に渡り，高いクオリティの救急放射線を維持し続けてくださっています。
- 聖マリアンナ医科大学病院画像診断センター診療放射線技師の皆様：口うるさい松本の要求にことごとく応えてくださり，今尚，さらにクオリティーの高いポータブル胸部写真を目指して日々，絶え間なく努力してくださっています。
- 細井康太郎先生（共著者）：彼の活躍がなければ，この本は日の目を見なかったと思います。この本は彼の本と言っても過言ではないと思います（←本当です!!）。
- 三浦剛史先生（共著者）そして執筆協力者の皆様：おかげ様でここまで来られました。この場を借りて御礼申し上げます…。
- 菅野明氏（メディカル・サイエンス・インターナショナル）：地球上の誰よりも辛抱強く私の仕事を待ってくださり，おそらく寿命が5年は縮んだのではないかと思えるほどです（もっとかもしれません…）。

　まだまだお礼をお伝えしたい方々はたくさんいらっしゃるのですが，書面の都合もあり，ここで筆を置かせていただきます。
　皆様，本当にありがとうございました。これからもご指導ご鞭撻のほどよろしくお願いいたします。

編者　松本純一

執筆者略歴

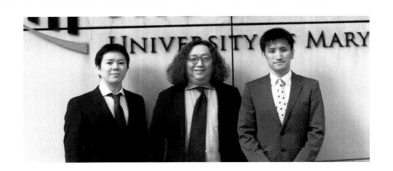

松本純一（Junichi Matsumoto）写真中央

　東京都港区出身

　1995 年 聖マリアンナ医科大学卒業，1995 年 聖マリアンナ医科大学放射線医学講座入局，2004 年 University of Maryland R Adams Cowley Shock Trauma Center Research Fellow，2005 年 聖マリアンナ医科大学 救急医学講座，現在に至る．

　趣味：不動産評論（マンション），音楽・映画鑑賞

細井康太郎（Kotaro Hosoi）写真右

　千葉県木更津市出身

　2008 年 日本大学医学部卒業，2008 年 川口市立医療センター 初期研修医，2010 年 川口市立医療センター 消化器内科，2012 年 川口市立医療センター 救命救急センター/消化器内科，2017 年 聖マリアンナ医科大学 放射線医学講座，現在に至る．

　趣味：ジム，スポーツ観戦（サッカー，野球，ラグビーなんでも）

　救急放射線に興味のある方，ご連絡をお待ちしています！

　E-mail: japanm21@hotmail.com

三浦剛史（Takeshi Miura）写真左

　東京都国立市出身

　2010 年 千葉大学医学部卒業，2010 年 船橋市立医療センター 初期研修医，2012 年 船橋市立医療センター 救命救急センター，2015 年 聖マリアンナ医科大学 放射線医学講座，2018 年 東京女子医科大学八千代医療センター 画像診断・IVR 科，現在に至る．

　趣味：ディズニー，サッカー観戦

索引

和文索引

あ行

圧外傷　186

胃管　43
異物　235
胃泡　237

横隔膜上縁　16, 81
　——の不明瞭化　86, 90, 92, 210

か行

臥位　5, 70, 157, 236
外傷　180
外傷ポータブル　193
回旋の評価法　8
下行大動脈　135, 219
　——陰影　12
　——辺縁　14
　——辺縁の不明瞭化　86, 92, 209
過去画像との比較　162
下大静脈損傷　61
片肺挿管　29
カテーテル先端位置異常　34
カテーテル損傷　42
カテーテル・チューブ類　10, 23
過敏性肺炎　184
カフの過膨張　32
間質性肺炎急性増悪　184
間質性肺水腫　117

癌性リンパ管症　184
肝損傷　224

気管支拡張様変化　186, 187
気管支透亮像　140
気管支壁肥厚　138
気管内チューブ　27
気胸　40, 147, 150, 186, 199, 226, 228
　——のサイン　201, 202
奇静脈迷入　38
急性間質性肺炎　184
急性好酸球性肺炎　184
急性呼吸窮迫症候群　13, 176
急性呼吸不全　122
急性心筋梗塞　24
急性膵炎　180
急性腹症　235
吸入傷害　180
胸郭　74
胸腔　74, 117
胸腔ドレナージ　211
胸腔ドレナージチューブ　50, 204
胸腔ドレーン　52
胸腔内での空気の分布様式　154
胸水　77
　——の増減　208
胸水貯留　82
胸水量と画像所見　105
胸椎棘突起　7
胸膜液　74, 117
胸膜播種　101
鏡面像　252

棘突起 7
虚血性腸炎 259
緊張性気胸 155

経皮的心肺補助装置カニューレ 60
血胸 206, 209, 223, 226, 228
結腸炎 258
結腸ガス 257
ケルクリング 252
牽引性気管支拡張様変化 187
肩甲骨骨折 221, 222

広義間質 117
交通外傷 194
誤嚥 136, 180
呼吸苦 72, 112
骨盤骨折 241

さ行

坐位 70
再灌流肺水腫 180
サイトカインストーム 177
索状影 140
鎖骨骨折 221, 222
酸素飽和度低下 130, 135

自己免疫疾患 180
シートベルト損傷 198
脂肪塞栓 179, 180
縦隔気腫 167, 168, 186, 189
縦隔の偏位 139
収縮性変化 140
消化管異物 246, 249
消化管穿孔 235
消化管閉塞 235
上行結腸 237

小腸ガス 251
小腸ヒダ 252
上腸間膜動脈血栓塞栓症 254
小葉間隔壁の肥厚 120
食道挿管 30, 31, 240
食道裂孔ヘルニア 49, 246
シルエットサイン 134, 135
心陰影
　──の拡大 122
　──の不明瞭化 100
心胸郭比 122
心原性肺水腫 108, 183, 184, 188
人工呼吸器 204, 206
心臓背側の透過性 12
心肺バイパス術 180
心辺縁 16
　──の不明瞭化 95

水力学的肺水腫 111
スカウト像 216
スキルス胃癌 243, 244
すりガラス陰影 182
スワン・ガンツカテーテル 56

正常肺胞構造 116, 181
静水圧性肺水腫 117, 188
穿刺部血腫 41

送血管 61
臓側胸膜 74
側面像 247
粟粒結核 184

た行

大腸ヒダ 252
大動脈縁背側 78, 79

大動脈弓（陰影）の不明瞭化　95, 98
大動脈損傷　218
大量液体貯留　91
大量気胸　5
大量胸水　5
大量血胸　210
脱血管　61
多発肋骨骨折　224
単純撮影　6

中心静脈カテーテル　31
腸管ガス　235
腸骨静脈損傷　61
腸閉塞　252

ディテクター　226, 228
溺水　180
転落外傷　199, 207, 212

透過性亢進型肺水腫　117
動脈内留置　39
特発性器質化肺炎　184
　——ドレーンの位置異常　203

な行

内臓逆位　242

ニューモシスチス肺炎　184, 185

熱傷　180

は行

肺炎　13, 129, 140, 180, 184
肺血管影　161

敗血症　179, 180
肺挫傷　179, 180, 213, 226, 228
　——の評価　214
肺水腫　13, 126, 177
肺尖領域　75
肺塞栓症　183
肺底部（域）　75, 154
　——の血管影　12
　——の透過性　10
　——の透過性亢進　158
肺底部傍脊椎領域　15
　——の透過性低下　209
肺底部傍椎体領域　107
　——の透過性　16
　——の透過性低下　78, 83, 92
肺動脈損傷　57, 59
肺の構造　117
肺胞出血　185
肺胞性肺水腫　117
ハウストラ　252
バックボード　226
パラコート中毒　180

皮下気腫　156, 186, 200, 204, 224, 241
皮下浮腫　104, 108
脾損傷　225
左横隔膜上縁　135
左前斜位　9
左内胸静脈留置　37
左傍脊椎線　84
　——の偏位，消失　84, 92
ピック　31
非閉塞性腸管虚血　254
びまん性肺胞出血　184

腹腔内留置　55
腹部単純写真　233

壁側胸膜　74
便秘　257

放射線肺障害　180
傍脊椎線　14
ポータブル撮影　6
ボリュームレンダリング像　65

ま行

右横隔膜上縁　135
右片肺挿管　30
右前斜位　9

無気肺　12, 77, 129, 135, 137, 140

メンデルソン症候群　179

や行

薬剤性肺障害　184

薬物中毒　180

輸血関連急性肺損傷　180

葉間ドレーン　53
容積減少　139
容量負荷性肺水腫　183

ら行

立位　5, 81, 157, 236
留置部血腫　54
両下肺野索状影　140
両側性浸潤影　182, 184
両肺下葉肺炎　141
輪郭の不明瞭化　142

肋骨横隔膜角　80, 81, 86
　　──の深淵化　158
　　──の鈍化　81, 86, 92, 209

欧文索引

7ステップアプローチ　4

acute lung injury（ALI）　178
acute respiratory distress syndrome
　（ARDS）　13, 173, 176
air bronchogram　140, 141
air-fluid level　246, 251
ALI　178
AP（anterior-posterior）像　6, 237
apical cap　95, 96
ARDS　13, 173, 176
　——の原因疾患　180
　——の診断基準と重症度分類　180
　——の病態　180

barotrauma　186
basilar hyperlucency　53, 54, 158, 159,
　202, 203
Berlin 定義　178
butterfly shadow　114

cardio thoracic ratio（CTR）　122
coffee bean sign　259
costophrenic angle　86
CP アングル　5, 86
CPA　240
crackle　143
CTR　122
CT スカウト画像　163
CV カテーテル　33
CV ライン　31

deep sulcus sign　53, 54, 158, 200, 224,
　241
diffuse alveolar damage（DAD）　177

extravasation　208
extravasation in the lung（EVIL）　215

full stomach　179, 239

haustra　252

intra aortic balloon occlusion（IABO）
　61, 64, 220, 223, 226
　——Zone I 〜 III　65
intra aortic balloon pumping（IABP）
　61

JATEC　209
JPTEC　209

kerckring　252
Kerley 線　119
　——A 線　127
　——B 線　119, 127

left postero-anterior oblique（LAO）　9

Mendelson 症候群　179
minor fissure　105

Nasogastric（NG）チューブ　43
nonocclusive mesenteric ischemia
　（NOMI）　254

para-spinal line（PSL）　14
percutaneous cardiopulmonary support
　（PCPS）　60
peripherally inserted central catheter
　（PICC）　31, 43
Pneumocystis pneumonia（PCP）　184

PEEP 179

resuscitative endovascular balloon
  occlusion of the aorta（REBOA） 64,
  226
right postero-anterior oblique（RAO） 9

S 状結腸捻転 259

traction bronchiectasis 187

VA-ECMO 60
visceral pleural line 5, 150, 151, 156,
  157, 202, 203

本当は教わりたかった ポータブル胸部X線写真の読み方

サクッと読めて，ガツンとわかる 7 日間特別講義

定価：本体 4,300 円＋税

2019 年 9 月 25 日発行　第 1 版第 1 刷ⓒ
2022 年 6 月 1 日発行　第 1 版第 2 刷

編集者　松本　純一
　　　　まつもと　じゅんいち

発行者　株式会社　メディカル・サイエンス・インターナショナル

　　　　代表取締役　金子　浩平

　　　　東京都文京区本郷 1-28-36

　　　　郵便番号 113-0033　電話 (03)5804-6050

　　　印刷：三美印刷／装丁・本文デザイン：臼井弘志（公和図書デザイン室）

ISBN 978-4-8157-0168-0　C 3047

本書の複製権・翻訳権・上映権・譲渡権・貸与権・公衆送信権（送信可能化権
を含む）は(株)メディカル・サイエンス・インターナショナルが保有します。
本書を無断で複製する行為（複写，スキャン，デジタルデータ化など）は，「私
的使用のための複製」など著作権法上の限られた例外を除き禁じられていま
す。大学，病院，診療所，企業などにおいて，業務上使用する目的（診療，研
究活動を含む）で上記の行為を行うことは，その使用範囲が内部的であっても，
私的使用には該当せず，違法です。また私的使用に該当する場合であっても，
代行業者等の第三者に依頼して上記の行為を行うことは違法となります。

[JCOPY]〈出版者著作権管理機構 委託出版物〉
本書の無断複製は著作権法上での例外を除き禁じられています。
複製される場合は，そのつど事前に，出版者著作権管理機構
（電話 03-5244-5088，FAX 03-5244-5089，info@jcopy.or.jp）の
許諾を得てください。